続・新型コロナウイルス感染症

COVID-19

菅内閣と緊急事態宣言

飯田泰士
Taishi IIDA

現代企画室

目次

I 新型コロナウイルス・
　新型コロナウイルス感染症

　2020年、2021年、新型コロナウイルス感染症［COVID-19 (coronavirus disease 2019)］が、世界的に大きな問題になっている。新型コロナウイルス感染症の原因ウイルスは、新型コロナウイルス［SARS-CoV-2 (severe acute respiratory syndrome coronavirus 2)］だ。

　そして、日本では、そういう2020年の9月16日、安倍内閣が総辞職し、菅内閣が発足した。同日、記者会見で、菅義偉首相は、次の発言をしている。「今、取り組むべき最優先の課題は新型コロナウイルス対策です。欧米諸国のような爆発的な感染拡大は絶対阻止をし、国民の皆さんの命と健康を守り抜きます[1]」。

　本書では、新型コロナウイルス・新型コロナウイルス感染症に関して、述べる。そして、本書で主に述べるのは、時期的には、菅内閣発足後のことだ。

　なお、II章以降、国会会議録から引用した箇所を除き、「確認症例数」は新型コロナウイルス感染症に関する確認症例数を意味し、「死亡者数」は新型コロナウイルス感染症に関する死亡者数を意味する。

II 確認症例数・死亡者数

1 累積確認症例数・累積死亡者数

(1) 日本の累積確認症例数・累積死亡者数

先程述べたように、2020年9月16日、菅内閣が発足した。

では、2020年9月16日以降、日本の累積確認症例数・累積死亡者数[2]は、どうなっているのだろうか。

そのことに関してだが、まず、WHO (World Health Organization) website「WHO Coronavirus (COVID-19) Dashboard」によると、日本の累積確認症例数は、2020年9月16日時点で76,448例、2021年1月3日時点で240,954例だ（表①参照）。後者は、前者より164,506例多く、前者の3.2倍だ。

また、WHO website「WHO Coronavirus (COVID-19) Dashboard」によると、日本の累積死亡者数は、2020年9月16日時点で1,461名、2021年1月3日時点で3,548名だ（表①参照）。後者は、前者より2,087名多く、前者の2.4倍だ。

2020年9月16日以降、日本の累積確認症例数・累積死亡者数は、大幅に増加している（表①参照）。

表①日本の累積確認症例数・累積死亡者数
（2020 年 9 月 14 日時点〜 2021 年 1 月 7 日時点）

時点	日本の累積確認症例数（例）[〔　〕内の数字は、前日からの増加数]	日本の累積死亡者数（名）[〔　〕内の数字は、前日からの増加数]
2020 年 9 月 14 日	75,657　〔439〕	1,442　〔3〕
2020 年 9 月 15 日	75,958　〔301〕	1,451　〔9〕
2020 年 9 月 16 日	76,448　〔490〕	1,461　〔10〕
2020 年 9 月 17 日	77,009　〔561〕	1,473　〔12〕
2020 年 9 月 18 日	77,494　〔485〕	1,482　〔9〕
2020 年 9 月 19 日	78,073　〔579〕	1,495　〔13〕
2020 年 9 月 20 日	78,657　〔584〕	1,500　〔5〕
2020 年 9 月 21 日	79,140　〔483〕	1,500　〔0〕
2020 年 9 月 22 日	79,438　〔298〕	1,508　〔8〕
2020 年 9 月 23 日	79,768　〔330〕	1,512　〔4〕
2020 年 9 月 24 日	80,041　〔273〕	1,520　〔8〕
2020 年 9 月 25 日	80,497　〔456〕	1,532　〔12〕
2020 年 9 月 26 日	81,055　〔558〕	1,540　〔8〕
2020 年 9 月 27 日	81,690　〔635〕	1,545　〔5〕
2020 年 9 月 28 日	82,131　〔441〕	1,548　〔3〕
2020 年 9 月 29 日	82,494　〔363〕	1,557　〔9〕
2020 年 9 月 30 日	83,010　〔516〕	1,564　〔7〕
2020 年 10 月 1 日	83,563　〔553〕	1,571　〔7〕
2020 年 10 月 2 日	84,215　〔652〕	1,578　〔7〕
2020 年 10 月 3 日	84,768　〔553〕	1,590　〔12〕
2020 年 10 月 4 日	85,339　〔571〕	1,597　〔7〕
2020 年 10 月 5 日	85,739　〔400〕	1,599　〔2〕
2020 年 10 月 6 日	86,047　〔308〕	1,602　〔3〕
2020 年 10 月 7 日	86,543　〔496〕	1,605　〔3〕

2020年10月8日	87,020	〔477〕	1,613	〔8〕
2020年10月9日	87,639	〔619〕	1,616	〔3〕
2020年10月10日	88,233	〔594〕	1,624	〔8〕
2020年10月11日	88,912	〔679〕	1,627	〔3〕
2020年10月12日	89,347	〔435〕	1,629	〔2〕
2020年10月13日	89,673	〔326〕	1,634	〔5〕
2020年10月14日	90,140	〔467〕	1,638	〔4〕
2020年10月15日	90,710	〔570〕	1,646	〔8〕
2020年10月16日	91,431	〔721〕	1,650	〔4〕
2020年10月17日	92,063	〔632〕	1,661	〔11〕
2020年10月18日	92,656	〔593〕	1,670	〔9〕
2020年10月19日	93,127	〔471〕	1,674	〔4〕
2020年10月20日	93,480	〔353〕	1,676	〔2〕
2020年10月21日	93,933	〔453〕	1,679	〔3〕
2020年10月22日	94,524	〔591〕	1,685	〔6〕
2020年10月23日	95,138	〔614〕	1,694	〔9〕
2020年10月24日	95,835	〔697〕	1,706	〔12〕
2020年10月25日	96,534	〔699〕	1,711	〔5〕
2020年10月26日	97,074	〔540〕	1,718	〔7〕
2020年10月27日	97,498	〔424〕	1,725	〔7〕
2020年10月28日	98,116	〔618〕	1,730	〔5〕
2020年10月29日	98,852	〔736〕	1,733	〔3〕
2020年10月30日	99,622	〔770〕	1,744	〔11〕
2020年10月31日	100,392	〔770〕	1,755	〔11〕
2020年11月1日	101,146	〔754〕	1,766	〔11〕
2020年11月2日	101,813	〔667〕	1,774	〔8〕
2020年11月3日	102,281	〔468〕	1,780	〔6〕
2020年11月4日	102,900	〔619〕	1,786	〔6〕
2020年11月5日	103,838	〔938〕	1,794	〔8〕
2020年11月6日	104,782	〔944〕	1,806	〔12〕

2020 年 11 月 7 日	105,914 〔1,132〕	1,809 　〔3〕
2020 年 11 月 8 日	107,086 〔1,172〕	1,812 　〔3〕
2020 年 11 月 9 日	108,084 　〔998〕	1,818 　〔6〕
2020 年 11 月 10 日	108,983 　〔899〕	1,829 〔11〕
2020 年 11 月 11 日	110,156 〔1,173〕	1,841 〔12〕
2020 年 11 月 12 日	111,711 〔1,555〕	1,851 〔10〕
2020 年 11 月 13 日	113,298 〔1,587〕	1,867 〔16〕
2020 年 11 月 14 日	114,983 〔1,685〕	1,880 〔13〕
2020 年 11 月 15 日	116,677 〔1,694〕	1,883 　〔3〕
2020 年 11 月 16 日	118,136 〔1,459〕	1,885 　〔2〕
2020 年 11 月 17 日	119,326 〔1,190〕	1,903 〔18〕
2020 年 11 月 18 日	120,815 〔1,489〕	1,913 〔10〕
2020 年 11 月 19 日	122,966 〔2,151〕	1,922 　〔9〕
2020 年 11 月 20 日	125,267 〔2,301〕	1,943 〔21〕
2020 年 11 月 21 日	127,665 〔2,398〕	1,963 〔20〕
2020 年 11 月 22 日	130,179 〔2,514〕	1,974 〔11〕
2020 年 11 月 23 日	132,358 〔2,179〕	1,981 　〔7〕
2020 年 11 月 24 日	133,929 〔1,571〕	1,989 　〔8〕
2020 年 11 月 25 日	135,400 〔1,471〕	2,001 〔12〕
2020 年 11 月 26 日	137,261 〔1,861〕	2,022 〔21〕
2020 年 11 月 27 日	139,491 〔2,230〕	2,051 〔29〕
2020 年 11 月 28 日	142,068 〔2,577〕	2,074 〔23〕
2020 年 11 月 29 日	144,653 〔2,585〕	2,106 〔32〕
2020 年 11 月 30 日	146,760 〔2,107〕	2,119 〔13〕
2020 年 12 月 1 日	148,694 〔1,934〕	2,139 〔20〕
2020 年 12 月 2 日	150,386 〔1,692〕	2,172 〔33〕
2020 年 12 月 3 日	152,827 〔2,441〕	2,213 〔41〕
2020 年 12 月 4 日	155,232 〔2,405〕	2,240 〔27〕
2020 年 12 月 5 日	157,674 〔2,442〕	2,283 〔43〕
2020 年 12 月 6 日	160,098 〔2,424〕	2,315 〔32〕

2020 年 12 月 7 日	162,067 〔1,969〕	2,335 〔20〕
2020 年 12 月 8 日	163,929 〔1,862〕	2,382 〔47〕
2020 年 12 月 9 日	165,840 〔1,911〕	2,420 〔38〕
2020 年 12 月 10 日	168,573 〔2,733〕	2,465 〔45〕
2020 年 12 月 11 日	171,542 〔2,969〕	2,502 〔37〕
2020 年 12 月 12 日	174,299 〔2,757〕	2,534 〔32〕
2020 年 12 月 13 日	177,287 〔2,988〕	2,562 〔28〕
2020 年 12 月 14 日	179,653 〔2,366〕	2,585 〔23〕
2020 年 12 月 15 日	181,870 〔2,217〕	2,643 〔58〕
2020 年 12 月 16 日	184,042 〔2,172〕	2,688 〔45〕
2020 年 12 月 17 日	187,103 〔3,061〕	2,739 〔51〕
2020 年 12 月 18 日	190,138 〔3,035〕	2,783 〔44〕
2020 年 12 月 19 日	193,031 〔2,893〕	2,828 〔45〕
2020 年 12 月 20 日	195,880 〔2,849〕	2,873 〔45〕
2020 年 12 月 21 日	198,523 〔2,643〕	2,900 〔27〕
2020 年 12 月 22 日	200,658 〔2,135〕	2,944 〔44〕
2020 年 12 月 23 日	203,113 〔2,455〕	2,994 〔50〕
2020 年 12 月 24 日	206,139 〔3,026〕	3,050 〔56〕
2020 年 12 月 25 日	209,980 〔3,841〕	3,105 〔55〕
2020 年 12 月 26 日	213,547 〔3,567〕	3,155 〔50〕
2020 年 12 月 27 日	217,312 〔3,765〕	3,213 〔58〕
2020 年 12 月 28 日	220,236 〔2,924〕	3,252 〔39〕
2020 年 12 月 29 日	223,120 〔2,884〕	3,306 〔54〕
2020 年 12 月 30 日	226,596 〔3,476〕	3,349 〔43〕
2020 年 12 月 31 日	230,304 〔3,708〕	3,414 〔65〕
2021 年 1 月 1 日	234,395 〔4,091〕	3,460 〔46〕
2021 年 1 月 2 日	238,012 〔3,617〕	3,514 〔54〕
2021 年 1 月 3 日	240,954 〔2,942〕	3,548 〔34〕
2021 年 1 月 4 日	243,847 〔2,893〕	3,599 〔51〕
2021 年 1 月 5 日	247,960 〔4,113〕	3,655 〔56〕

2021年1月6日	252,317〔4,357〕	3,719〔64〕
2021年1月7日	258,393〔6,076〕	3,791〔72〕

※WHO website「WHO Coronavirus (COVID-19) Dashboard」に基づいて、筆者が表①を作成した。

(2) 全世界・6地域の累積確認症例数・累積死亡者数

　以上で述べたように、WHO website「WHO Coronavirus (COVID-19) Dashboard」によると、2021年1月3日時点で、日本の累積確認症例数は240,954例、日本の累積死亡者数は3,548名だ（表①参照）。

　ちなみに、WHO「COVID-19 Weekly Epidemiological Update (Weekly epidemiological update - 5 January 2021)」(2021) でも、そうなっている[3]。また、厚生労働省ウェブサイト「新型コロナウイルス感染症の現在の状況と厚生労働省の対応について（令和3年1月3日版）」には、新型コロナウイルス感染症に関して、次の内容がある。「（著者注…2021年）1月3日現在の新型コロナウイルス感染症に関する状況及び厚生労働省の対応についてお知らせします。国内での新型コロナウイルス感染症の感染者は240,954例、死亡者は3,548名となりました」「1. 国内の状況について（著者注…2021年）1月3日0:00現在、検査陽性者240,954例が確認されている」。

　そして、1つ前の段落で言及したWHO「COVID-19 Weekly Epidemiological Update (Weekly epidemiological update - 5 January 2021)」（2021）によると、2021年1月3日時点で、全世界の累積確認症例数は83,326,479例、全世界の累積死亡者数は1,831,703名だ（表②参照）。また、WHOに関して、日本は、米州地域・欧州地域・東南アジア地域・東地中海地域・アフリカ地域・西太平洋地域の6地域のうち、西太平洋地域に属しているのだが、WHO「COVID-19 Weekly Epidemiological Update (Weekly epidemiological update - 5 January 2021)」（2021）によると、2021年1月3日時点で、西太平洋地域の累積確認症例数は1,112,724例、西太平洋地域の累積死亡者数は20,288名だ、[4] 西太平洋地域は、上記6地域の中で、累積確認症例数・累積死亡者数が最も少ない（表②参照）。なお、もちろん、（WHOの）西太平洋地域に属している国は、日本だけではない、他にも、オーストラリア、ブルネイ、カンボジア、中国、フィジー、韓国、ラオス、マレーシア、モンゴル、ニュージーランド、パプアニューギニア、フィリピン、シンガポール、ベトナム等が、西太平洋地域に属している。

表②全世界・6地域の累積確認症例数・累積死亡者数
（2021年1月3日時点）

地域名等	ここ7日間の新規確認症例数（例）	累積確認症例数（例）	ここ7日間の新規死亡者数（名）	累積死亡者数（名）
米州地域	1,935,621	36,337,439	32,283	872,486
欧州地域	1,553,332	26,885,471	32,898	588,770
東南アジア地域	208,592	12,051,014	3,756	184,493

東地中海地域	154,695	4,977,852	3,057	122,061
アフリカ地域	130,007	1,961,234	3,293	43,592
西太平洋地域	52,979	1,112,724	730	20,288
その他	0	745	0	13
全世界（合計）	4,035,226	83,326,479	76,017	1,831,703

※WHO「COVID-19 Weekly Epidemiological Update（Weekly epidemiological update - 5 January 2021)」(2021) 2,16に基づいて、筆者が表②を作成した。
※表②の「その他」は、国際運輸に関係する［WHO「COVID-19 Weekly Epidemiological Update（Weekly epidemiological update - 5 January 2021)」(2021) 2,16参照]。

2　新規確認症例数・新規死亡者数

　ところで、WHO「Coronavirus disease (COVID-19) (Weekly epidemiological update - 21 September 2020)」(2020) によると、2020年9月20日時点で、日本のここ7日間の新規確認症例数は3,439例、日本のここ7日間の新規死亡者数は61名だった、そして、日本は、（WHOの）西太平洋地域に属している国の中で、ここ7日間の新規確認症例数やここ7日間の新規死亡者数が2番目に多かった（表③参照）。菅内閣が発足した頃は、そういう状況だった。

　ただ、菅内閣の下、そういう状況は、大きく変わった。そして、次の①〜⑤で述べる状況等が生じた。①WHO「COVID-19 Weekly Epidemiological Update (Weekly epidemiological update-8 December 2020)」(2020) によると、2020年12月6日時点で、日本のここ7日間の新規確認症

例数は15,445例、日本のここ7日間の新規死亡者数は209名だった、そして、日本は、西太平洋地域に属している国の中で、ここ7日間の新規確認症例数やここ7日間の新規死亡者数が最も多かった。②WHO「COVID-19 Weekly Epidemiological Update (Weekly epidemiological update - 15 December 2020)」(2020) によると、2020年12月13日時点で、日本のここ7日間の新規確認症例数は17,189例、日本のここ7日間の新規死亡者数は247名だった、そして、日本は、西太平洋地域に属している国の中で、ここ7日間の新規確認症例数やここ7日間の新規死亡者数が最も多かった。③WHO「COVID-19 Weekly Epidemiological Update (Weekly epidemiological update - 22 December 2020)」(2020) によると、2020年12月20日時点で、日本のここ7日間の新規確認症例数は18,593例、日本のここ7日間の新規死亡者数は311名だった、そして、日本は、西太平洋地域に属している国の中で、ここ7日間の新規確認症例数やここ7日間の新規死亡者数が最も多かった。④WHO「COVID-19 Weekly Epidemiological Update (Weekly epidemiological update - 29 December 2020)」(2020) によると、2020年12月27日時点で、日本のここ7日間の新規確認症例数は21,432例、日本のここ7日間の新規死亡者数は340名だった、そして、日本は、西太平洋地域に属している国の中で、ここ7日間の新規確認症例数やここ7日間の新規死亡者数が最も多く、西太平洋地域のここ7日間の新規死亡者数の過半数が日本のものだった（2020年12月

27日時点で、西太平洋地域のここ7日間の新規死亡者数は663名だった、そして、そのうち340名が日本のものだった）。⑤ WHO「COVID-19 Weekly Epidemiological Update (Weekly epidemiological update - 5 January 2021)」(2021) によると、2021年1月3日時点で、日本のここ7日間の新規確認症例数は23,642例、日本のここ7日間の新規死亡者数は335名だった、そして、日本は、西太平洋地域に属している国の中で、ここ7日間の新規確認症例数やここ7日間の新規死亡者数が最も多かった（表③参照）。

　ちなみに、1つ前の段落で、WHOの「Weekly Epidemiological Update」を5つ示した。それらの「Situation by WHO Region - Western Pacific Region」には、日本の新型コロナウイルス感染症に関する状況が書かれている。西太平洋地域に属している全ての国の状況が、国ごとに、そこに書かれている、というわけではない。日本の状況は、そこに書かれるような状況だった、ということだ。

　また、2つ前の段落の⑤で示したWHO「COVID-19 Weekly Epidemiological Update (Weekly epidemiological update - 5 January 2021)」(2021) によると、2021年1月3日時点で、全世界のここ7日間の新規確認症例数は4,035,226例、全世界のここ7日間の新規死亡者数は76,017名だった（表②参照）。

表③日本のここ7日間の新規確認症例数・
　日本のここ7日間の新規死亡者数

時点	日本のここ7日間の新規確認症例数（例）	日本のここ7日間の新規死亡者数（名）	備考
2020年9月20日	3,439	61	日本は、西太平洋地域に属している国の中で、ここ7日間の新規確認症例数やここ7日間の新規死亡者数が2番目に多かった。
2020年12月6日	15,445	209	日本は、西太平洋地域に属している国の中で、ここ7日間の新規確認症例数やここ7日間の新規死亡者数が最も多かった。
2020年12月13日	17,189	247	日本は、西太平洋地域に属している国の中で、ここ7日間の新規確認症例数やここ7日間の新規死亡者数が最も多かった。
2020年12月20日	18,593	311	日本は、西太平洋地域に属している国の中で、ここ7日間の新規確認症例数やここ7日間の新規死亡者数が最も多かった。
2020年12月27日	21,432	340	日本は、西太平洋地域に属している国の中で、ここ7日間の新規確認症例数やここ7日間の新規死亡者数が最も多く、西太平洋地域のここ7日間の新規死亡者数の過半数が日本のものだった（西太平洋地域のここ7日間の新規死亡者数は663名だった、そして、そのうち340名が日本のものだった）。
2021年1月3日	23,642	335	日本は、西太平洋地域に属している国の中で、ここ7日間の新規確認症例数やここ7日間の新規死亡者数が最も多かった。

※WHO「Coronavirus disease（COVID-19）（Weekly epidemiological update - 21 September 2020）」（2020）20-21、WHO「COVID-19 Weekly Epidemiological Update（Weekly epidemiological update-8 December 2020）」（2020）18-19、WHO「COVID-19 Weekly Epidemiological Update（Weekly epidemiological update - 15 December 2020）」（2020）18-19、WHO「COVID-19 Weekly Epidemiological Update（Weekly epidemiological update - 22 December 2020）」（2020）18-19、WHO「COVID-19 Weekly Epidemiological Update（Weekly epidemiological update - 29 December 2020）」（2020）14-15、WHO「COVID-19 Weekly Epidemiological Update（Weekly epidemiological update - 5 January 2021）」（2021）14-15に基づいて、筆者が表③を作成した。

III Go To トラベルの全国一斉一時停止

1 Go To トラベル

　以上で、2020年12月の日本の状況に関して、述べた。

　その2020年12月、NHKは、2020年12月政治意識月例電話調査を行った。調査期間は、同年同月11日〜同年同月13日。そして、その政治意識月例電話調査では、Go To トラベルに関する質問がされた。当時、Go To トラベルは、新型コロナウイルスの感染拡大との関連で、大きな問題になっていた。以下、Go To トラベルに関して、述べる。

　旅行者向けGo To トラベル事業公式ウェブサイトによると、Go To トラベル（事業）は、「宿泊を伴う、または日帰りの国内旅行の代金総額の1/2相当額を国が支援する事業」だ。[7] Go To トラベルは、国がそういう支援をすることにより、国内旅行を促すものだ。[8] 国内旅行を促すということは、人の移動を促すということだ。

　そして、国土交通省観光庁は、Go To トラベルに関して、次の説明をしている。「Go To トラベル事業は、ウィズコロナの時代において、『社会経済活動』と『感染拡大防止』の両立を図っていくため、『安全で安心な新しい旅のスタ

イル』を普及・定着させることを目的とした重要なチャレンジであり、事業に参加する観光関連事業者と旅行者の双方において、互いに着実に感染症拡大防止策を講じることを求めている」[9]。また、国土交通省観光庁は、今後、Go To トラベルに参加する事業者や旅行者が増えることで、次の①②③のような効果が期待できる、としている。①充実した「感染拡大防止策」を遵守する宿泊施設等が増えることにより、安全で安心な旅をする環境が整っていく。②「Go To トラベル利用者の遵守事項」を遵守する旅行者が増えることにより、「安全で安心な新しい旅のスタイル」の普及・定着が図られる。③失われた旅行需要の回復が図られることで、観光関連事業者のみならず、広く地域・社会全体に経済波及効果が現れる[10]。

　なお、Go To トラベルは、菅義偉首相が強い思い入れを持って内閣官房長官だった時から推進してきた、とされている[11]（菅義偉首相は首相になる前、内閣官房長官だった）。また、Go To トラベルには、それによって、人の移動が活発になり、新型コロナウイルスの感染が広がるおそれがある、と懸念する声が、それの開始前からあった（Go To トラベルは2020年7月22日開始）[12]。

2　Go To トラベルに関する世論

　そして、NHKの2020年12月政治意識月例電話調査では、Go To トラベルに関して、次の質問がされた。「政府は、

『Go Toトラベル』を延長する方針です。あなたは、この
まま続けるべきだと思いますか。それともいったん停止す
べきだと思いますか」。その質問に対する回答は、「続ける
べき」12.2%、「いったん停止すべき」79.0%、「わからない、
無回答」8.7%だった。[13] 割合が圧倒的に高かったのが「いっ
たん停止すべき」だ。

　その政治意識月例電話調査が行われる前、2020年11月
25日、第203回国会衆議院予算委員会で、菅義偉首相は、
次の発言をし、Go Toトラベルの意義等を力説していた。
「Go Toトラベル、今日まで約四千万人の人に御利用いた
だいております。そして、現実的にコロナの陽性になった
方は百八十名であります。もともと、このGo Toトラベ
ルを進めるに当たって、当然、政府の分科会の皆さんの意
見を聞きながら進めさせていただいております。[14] まさにこ
のGo Toトラベルによって地域経済を下支えているという
ことは、これは事実じゃないでしょうか。そして、先週、
二十日の日に、専門家の分科会の提言において、Go Toト
ラベルが感染拡大の主要な原因であるとのエビデンスは現
在のところは存在をしないと。こうしたことも御承知だと
いうふうに思います」「私は、地域経済を支える中で極め
て有力なのがこのGo Toトラベルだという判断をしており
ます。そして、今日まで、何回も申し上げますけれども、
延べ四千万人で約百八十数名が陽性ということです。もし
Go Toトラベルを受け入れた旅館でこうした発生があった
ら大変ですから、私、国土交通大臣からいろいろ報告を受

けていますけれども、さっき、国土交通大臣が現場に行っ
ている話がありました、現場の人たちは感染拡大防止のた
めに大変な努力をされるということでありました。そうい
う中で、悩みながらも、国民の皆さんの命と暮らしを守
る、そういう中で、私ども、このGo To トラベルというの
は大きな成果がある、そして地域の経済の下支えになって
いる、雇用を生み、そうした中の重要な一つであるという
位置づけであります」。

　それにもかかわらず、その政治意識月例電話調査で示さ
れた世論は、2つ前の段落で述べたものだった。以下、1
つ前の段落で示した菅義偉首相の発言に関して、補足す
る。具体的には、①陽性・人数、②エビデンスに分けて、
補足する。

3　陽性・人数

　①陽性・人数に関して。
　菅義偉首相は、2020年11月25日のその発言で、陽性・
人数に関して、述べている。
　2020年11月24日、記者会見で、赤羽一嘉国土交通大臣
は、陽性・人数に関して、次の発言をした。「これまで本
事業（著者注…Go To トラベル事業）を利用して宿泊された
方は、延べ約4000万人を超える状況ですが、昨日23日ま
でに報告を受けているところでは、本事業による割引を利
用した旅行者で、新型コロナウイルスの陽性と診断された

方は187名」[15]。

　赤羽一嘉国土交通大臣のその発言には、187名という人数が出てくる。ある時点で検査を受けていれば、陽性と診断され、その187名という人数を増やすことになっていたが、実際には、その時点で検査を受けていないため（そもそも、検査を受けないということもあり得る）、報告されていない、という人は、何名いたのだろうか。その187名という人数には、そのような疑問等がつきまとう。

　さて、以上で、2020年11月24日の赤羽一嘉国土交通大臣の発言と同年11月25日の菅義偉首相の発言を示した。それらの発言の少し後の話をしておくと、同年12月9日、衆議院厚生労働委員会（閉会中審査）で、岩井茂樹国土交通副大臣は、陽性・人数に関して、次の発言をした。「十二月八日、きのうの段階でございますが、観光庁が報告を受けているところで、Go Toトラベル事業の利用者でまず新型コロナウイルスの陽性が判明した方は二百五十八名、八日の段階です。また、同じく十二月八日までに観光庁が報告を受けているところでは、今度は、Go Toトラベル事業の参加登録の宿泊施設の従業員においては、新型コロナウイルスの陽性が判明した方は二百二十名となっております」。岩井茂樹国土交通副大臣のその発言を聞いて、従業員に関する220名という人数を多いと思うとともに、接客等のことを考慮に入れ、Go Toトラベルを速やかに停止すべきだ、と思った人がいるかもしれない。

　ちなみに、事業者向けGo Toトラベル事業公式ウェブサ

イトには、Go To トラベルに関して、次の内容がある。「先般より、当事業参加条件である新型コロナウイルス感染防止対策を講じているにも関わらず、宿泊施設従業員の感染が確認される事案が続いて発生し、今般、当事業参加宿泊施設においてクラスターが発生する事態となりました[16]」。その内容を見て、安全で安心な旅はできそうにないと思い、旅行をするのをやめた、という人がいるかもしれない。

4　エビデンス

(1)　新型コロナウイルス感染症対策分科会の提言

　②エビデンスに関して。

　菅義偉首相のその発言には、エビデンスに関して、次の内容がある。「先週、二十日（著者注…2020年11月20日）の日に、専門家の分科会の提言において、Go To トラベルが感染拡大の主要な原因であるとのエビデンスは現在のところは存在をしないと。こうしたことも御承知だというふうに思います」。

　その内容に関してだが、「私たちの考え－分科会から政府への提言－〔2020年11月20日 新型コロナウイルス感染症対策分科会〕」には、次の内容がある。「Go To Travel 事業が感染拡大の主要な要因であるとのエビデンスは現在のところ存在しない」。

　政府は、その提言のその内容を、政府にとって都合が良いもの、と判断したのだろうか。政府は、国会等で、度々、

その提言のその内容に言及し、強調している。

　ちなみに、その提言には、Go To トラベルに関して、次の内容もある。「一般的には人々の移動が感染拡大に影響すると考えられる」。

　また、新型コロナウイルス感染症対策分科会は、その提言で、「Go To Travel 事業が感染拡大の主要な要因であるとのエビデンスは現在のところ存在しない。そのため、現時点で、当該事業に関しては、一部区域の除外等について、検討する必要はない」とはしていない。新型コロナウイルス感染症対策分科会は、その提言で、「・こうした感染拡大地域においては、都道府県知事の意見も踏まえ、一部区域の除外を含め、国として Go To Travel 事業の運用のあり方について、早急に検討して頂きたい。・感染拡大の早期の沈静化、そして人々の健康のための政府の英断を心からお願い申し上げる」としている。

　ここで、その提言の「Go To Travel 事業」という見出しに関する部分を示しておくと、以下のとおりだ。

　「私たちの考え－分科会から政府への提言－〔2020年11月20日 新型コロナウイルス感染症対策分科会〕」
　［Ⅳ］分科会から政府への提言：これまでより強い対策（続き）
　（3）Go To キャンペーン事業の運用見直しの検討
　①Go To Travel 事業
　・Go To キャンペーン事業を行う経済的意義・目的に

ついては多くの人々は理解をしていると考えられ
る。

・しかし、昨日の新型コロナウイルス感染症対策アド
バイザリーボードの評価にあるように、一般的には
人々の移動が感染拡大に影響すると考えられる。

・そうした中、この時期に、人々に更なる行動変容を
要請する一方で、Go To Travel 事業の運用をこれま
で通りに継続することに対し、人々からは期待と懸
念との双方の声が示されている。

・Go To Travel 事業が感染拡大の主要な要因であると
のエビデンスは現在のところ存在しないが、同時期
に他の提言との整合性のとれた施策を行うことで、
人々の納得と協力を得られ、感染の早期の沈静化に
つながり、結果的には経済的なダメージも少なくな
ると考えられる。

・そもそも、政府も分科会も、都道府県がステージ
Ⅲ相当と判断した場合には、当該都道府県を Go To
Travel 事業から除外することも検討するとしてき
た。

・現在の感染状況を考えれば、幾つかの都道府県でス
テージⅢ相当と判断せざるをえない状況に、早晩、
至る可能性が高い。

・こうした感染拡大地域においては、都道府県知事の
意見も踏まえ、一部区域の除外を含め、国として
Go To Travel 事業の運用のあり方について、早急に

検討して頂きたい。

・感染拡大の早期の沈静化、そして人々の健康のための政府の英断を心からお願い申し上げる。

・なお 、感染がステージⅡ相当に戻れば再び事業を再開して頂きたい。

（2）Go To トラベルとエビデンス

　なお、その提言が行われる前、2020年11月18日、記者会見で、日本医師会の中川俊男会長は、Go To トラベルとエビデンスに関して、次の発言をしている。「Go To トラベル自体から感染者が急増したというエビデンスがなかなかはっきりしませんが、きっかけになったということは間違いないと私は思っています。なかなか Go To トラベルで感染者が増えたというエビデンスのデータがとりにくいという現実もありますから、少なくともいろんな経過を見て、（中略）感染者が増えた状況のタイミングだとかいろんなことを考えると、間違いなく関与はもう十分にしているんだろうと思っています[17]」。

　NHKの2020年12月政治意識月例電話調査で、Go To トラベルに関して、先程述べた世論が示された背景には、その発言もあった、と考えられる。

（3）新型インフルエンザ等対策有識者会議と
　　新型コロナウイルス感染症対策分科会

　以上で出てきた新型コロナウイルス感染症対策分科会は、これからする話の中にも度々出てくるので、ここで、同分科会に関して、簡単に述べておく［「（3）新型インフルエンザ等対策有識者会議と新型コロナウイルス感染症対策分科会」は、2021年2月に執筆した内容となっている。参考にした同分科会の提言に付された日付等をふまえ、そうなっている］。「新型インフルエンザ等対策有識者会議の開催について〔2012年8月3日新型インフルエンザ等対策閣僚会議決定、2020年3月26日一部改正、2020年7月3日一部改正〕」には、新型インフルエンザ等対策有識者会議に関して、次の内容がある。「新型インフルエンザ等対策の円滑な推進のため、新型インフルエンザ等対策閣僚会議の下に、新型インフルエンザ等対策有識者会議（中略）を開催する」「有識者会議（著者注…新型インフルエンザ等対策有識者会議）は、次の表の上欄に掲げる分科会を開催し、それぞれ同表の下欄に掲げる事項について検討する」。

　その内容の「次の表の上欄に掲げる分科会」の1つが、新型コロナウイルス感染症対策分科会だ。要するに、新型インフルエンザ等対策有識者会議が、新型コロナウイルス感染症対策分科会を開催する、ということだ。そして、新型コロナウイルス感染症対策分科会の検討事項は、「新型コロナウイルス感染症対策に関する事項（ワクチン接種に係る事項を含む。）」とされている。

なお、「新型インフルエンザ等対策有識者会議の開催について〔2012年8月3日新型インフルエンザ等対策閣僚会議決定、2020年3月26日一部改正、2020年7月3日一部改正〕」には、新型インフルエンザ等対策有識者会議・分科会の構成に関して、次の内容がある（誰が指名するかということも、次の内容で示されている）。「有識者会議（著者注…新型インフルエンザ等対策有識者会議）は、感染症に関する専門的な知識を有する者その他の学識経験者（以下『学識経験者』という。）の中から内閣総理大臣が指名する構成員40人以内をもって構成する」「分科会に属すべき構成員は、有識者会議（著者注…新型インフルエンザ等対策有識者会議）の構成員の中から内閣総理大臣が指名する」「内閣総理大臣は、分科会に、特別の事項を検討させるため必要があると認めるときは、学識経験者の中から臨時構成員を指名することができる」。新型インフルエンザ等対策有識者会議・分科会は、そういうもの、ということだ。ちなみに、新型コロナウイルス感染症対策分科会の名簿（2021年1月6日現在）には、臨時構成員も載っている。[19]

5　人の移動と感染拡大

（1）人の移動と感染拡大の要因

　先程述べたように、「私たちの考え－分科会から政府への提言－〔2020年11月20日 新型コロナウイルス感染症対策分科会〕」には、次の内容がある。「一般的には人々の移動が感

染拡大に影響すると考えられる」。

　そこで、以下、人の移動と感染拡大に関して、述べる。

　2020年11月27日、第203回国会衆議院厚生労働委員会で、脇田隆字国立感染症研究所長は、人の移動と感染拡大に関して、次の発言をした（脇田隆字国立感染症研究所長は、新型コロナウイルス感染症対策分科会の分科会長代理だ）。「（著者注…2020年）十一月二十四日の新型コロナウイルス対策アドバイザリーボードの資料におきまして、今回の感染拡大の要因についてまとめさせていただいています。十分にまだ解明できているわけではありませんけれども、基本的な感染予防対策がしっかり行われていないというようなことの中で、人の移動の増加、それから気温の低下による影響に加えて、人口密度というものが考えられるということですから、人の移動というものは感染拡大の要因になるということは考えております。ただ、一方で、分科会の提言にも書いたところでありますけれども、今のところ、Go To トラベル事業が感染拡大の主要な原因であるというエビデンスはないというふうに考えております[20]。

　1つ前の段落で示した発言には、「人の移動というものは感染拡大の要因になるということは考えております」とある[21]。

　先程述べたように、Go To トラベルは人の移動を促すものだ[22]。

（2） Go To トラベルと感染拡大

　そして、山井和則衆議院議員「Go To トラベル事業と新型コロナウイルス感染拡大の因果関係等に関する質問主意書（2020年12月1日）」では、Go To トラベルと感染拡大に関して、次の質問がされた。「菅総理によれば、『Go To トラベル事業が、新型コロナウイルス感染拡大の主な要因になっているとのエビデンスはない』とのことですが、Go To トラベル事業は、新型コロナウイルス感染拡大の一因になっていますか、それとも一因になっていませんか。また、そう判断する理由も示して下さい」。

　菅義偉首相「衆議院議員山井和則君提出 Go To トラベル事業と新型コロナウイルス感染拡大の因果関係等に関する質問に対する答弁書（2020年12月11日）」では、その質問に対して、次の回答がされた。「お尋ねの『Go To トラベル事業』については、令和二年十一月二十日の分科会の提言において『Go To Travel事業が感染拡大の主要な要因であるとのエビデンスは現在のところ存在しない』とされている。また、これまで、保健所から、当該事業の利用者に起因して新型コロナウイルス感染症の感染が拡大したとの報告は受けていない」。

　要するに、その答弁書では、2つ前の段落で示した質問に対して、「Go To トラベル事業は、新型コロナウイルス（感染症）感染拡大の一因になっています」という回答も、「Go To トラベル事業は、新型コロナウイルス（感染症）感

染拡大の一因になっていません」という回答もされなかった。

　なお、2つ前の段落で示した回答の後半部分に関して補足しておくと、その回答は、当該事業（Go To トラベル事業）の利用者に起因して新型コロナウイルス感染症の感染が拡大している可能性があることを否定していない。その回答は、「これまで、保健所から、当該事業の利用者に起因して新型コロナウイルス感染症の感染が拡大したとの報告は受けていない」としただけだ。当該事業の利用者Aに起因して、新型コロナウイルス感染症の感染が拡大しても、例えば、B・Cが新型コロナウイルス感染症になっても、A・B・Cが新型コロナウイルス感染症の感染に関して検査を受けていない場合、保健所はその感染拡大を確認できず、報告もできない。そういうことをふまえ、その回答の後半部分に加筆すると、次のようになる。「当該事業の利用者に起因して新型コロナウイルス感染症の感染が拡大している可能性はある。ただ、これまで、保健所から、当該事業の利用者に起因して新型コロナウイルス感染症の感染が拡大したとの報告は受けていない」。

　ちなみに、以上で度々言及している「私たちの考え－分科会から政府への提言－〔2020年11月20日 新型コロナウイルス感染症対策分科会〕」には、1つ前の段落で述べたことに関して、次の内容がある。「・保健所の懸命な努力にも関わらず、感染が拡大するに伴ってリンクの追えない感染者数が増えており、現在、軽症者・無症状者を介した感染など

見えにくいクラスターが増加している可能性がある。こうしたことが、家庭や職場、会食の場等での感染拡大につながっていると考えられる。このまま感染が拡大すれば、感染源、感染機会の特定や見えにくいクラスターを突き止めるための調査がさらに困難になる。・感染の可能性を自覚しながらも、何らかの理由で検査を受けない又は報告が遅れる事例が増えはじめている。また、その結果として、家族などへの二次感染に至る事例が見られる」。

(3) 地方出張

　ここで、人の移動と感染拡大に関して補足しておくと、国立感染症研究所ウェブサイト「新型コロナウイルス SARS-CoV-2 のゲノム分子疫学調査2（2020/7/16現在）」の「現在発生中の主要クラスターの概要（7/16までの解析結果から）」には、次の内容がある。「（著者注…2020年）6月下旬から、充分な感染症対策を前提に部分的な経済再開が始まったが、収束に至らなかった感染者群を起点にクラスターが発生し、地方出張等が一つの要因になって東京一極では収まらず全国拡散へ発展してしまった可能性が推察された」。

　地方出張は、もちろん、人の移動だ。

　なお、国立感染症研究所ウェブサイトのそのページでは、新型コロナウイルスに関して、ゲノム情報が示す国内伝播の状況が解説されており、そういう解説は、国立感染

症研究所ウェブサイトの他のページでもされている。[23]

6　新型コロナウイルスの感染拡大と
　Go To トラベルの全国一斉一時停止

(1)　第49回新型コロナウイルス感染症対策本部

　2020年12月14日、第49回新型コロナウイルス感染症対策本部[24]で、菅義偉首相は、Go To トラベルに関して、次の発言をした。「先月来の感染拡大については、専門家の分科会からの御提言を受けて、飲食店の時間短縮、感染拡大地域のGo To トラベルの見直しを行ってまいりました。現時点で、全国の感染者数は高止まりの傾向が続き、様々な指標からみて感染拡大地域が広がりつつあります。とりわけ、医療機関を始めとして、新型コロナウイルスに最前線で対処する方々の御負担が増しております。さらに、先日の分科会では、年末年始を静かに過ごすことが大事であり、特に、感染拡大が相当に進んでいる地域の皆さんは、帰省の延期も含めて検討すべきとされました。[25]これらを踏まえ、年末年始にかけてこれ以上の感染拡大を食い止め、医療機関などの御負担を軽減し、皆さんが落ち着いた年明けを迎えることができるよう、最大限の対策を講じることにします。まず、Go To トラベルについては、専門家の分科会の提言を受け、従来の取り組みを強化、延長することとし、札幌、大阪に加えて、東京、名古屋についても一律に、今月27日まで、到着分は停止、出発分も利用を控え

るよう求めることとします。さらに、年末年始において最大限の対策を採るため、今月28日から来月11日までの措置として、Go Toトラベルを全国一斉に一時停止することとします。それ以降の扱いについては、その時点での感染状況などを踏まえ、改めて判断することとします[26]」。

　また、2020年12月14日、会見で、菅義偉首相は、Go Toトラベルに関して、次の発言をした。「今回、専門家の先生方から、ステージ3の地域においては、Go Toについて、見直しすべきである、こういう提案をいただきました。また今日、3,000人を超える中にあって、年末年始というのは、集中的に対策を講じられる時期だというふうに思いました。そうした中で、Go Toトラベルを全国一旦は停止すべきであるという決断をいたしました。年末年始には、医療機関の体制も、どうしても縮小せざるを得ない、そんな状況になります。是非、国民の皆様におかれましては、年末年始、静かにお過ごしいただいて、このコロナ感染というものを何としても食い止める。そうしたことに御協力いただきたい、そういう思いの中で自ら判断しました[27]」。

　2つ前の段落で示した発言に対しては、「Go Toトラベルの全国一斉一時停止が今月（2020年12月）28日からというのは遅すぎる、速やかにGo Toトラベルを全国一斉一時停止するべきだ」といった批判があったのだが、それはさておき、新型コロナウイルスの感染拡大を背景として、Go Toトラベルは全国一斉一時停止されることになった。

　なお、Go Toトラベルの全国一斉一時停止に関しては、

新型コロナウイルスの感染拡大と内閣支持率の低下を理由として、それがされることになった、という趣旨の報道がされていた。[28]Go To トラベルの全国一斉一時停止をしないより、それをする方が、内閣支持率に良い影響を与える（菅内閣にとって得だ）と判断され、そういうことも考慮に入れられ、Go To トラベルの全国一斉一時停止がされることになったのだろうか。内閣支持率が低下していなかったら、Go To トラベルの全国一斉一時停止はされなかったのだろうか。

　また、Go To トラベルの全国一斉一時停止に関しては、支援策が講じられることになった。2020 年 12 月 15 日、記者会見で、赤羽一嘉国土交通大臣は、その支援策に関して、次の発言をしたうえで、具体的な支援の内容を述べた。「『Go To トラベル事業』について御報告させていただきます。昨日、札幌市、大阪市、名古屋市、東京都に関する 12 月 27 日日曜日までの間における本事業の一時停止等の措置及び 12 月 28 日月曜日から明年 1 月 11 日祝日・月曜日までの間における全国一律の本事業の一時停止についてお知らせしました。コロナ禍で大変苦境に陥っている観光関連事業者にとりましては、年末年始は最大の書き入れ時であり、既に予約も相当入っていることから、それに対応するための人員等の手当も行われている実状があります。事業者の皆さまへの負担軽減を図る観点から、これまで以上に手厚い支援策を講じる旨、昨日申し上げたところです。本日は、その具体的な支援の内容について、以下のとおり

といたしますので、御報告させていただきます[29]」。
「これまで以上に手厚い支援策」ということで、(それまで以上に、)羨ましく思ったり、不公平感を感じたりした人がいた。

(2) 日本と台湾

　以上で述べたように、Go To トラベルは全国一斉一時停止されることになった。ただ、菅義偉首相はそれを決めるのが遅すぎた、という意見が多数あった。2020年12月21日、朝日新聞は、そのことに関して、次の報道をした。「朝日新聞社は（著者注…2020年12月）19、20日に全国世論調査（電話）を実施した。菅内閣の支持率は39%（前回11月は56%）に急落した。不支持率は35%（同20%）に増えた。菅義偉首相が政府の観光支援策『Go To トラベル』を年末年始に全国で一時停止することを決めたタイミングについて聞くと、『遅すぎた』が79%だった[30]」。

　なお、その報道によると、菅内閣の支持率は39%、不支持率は35%だ。そのことに関してだが、当時、次の①②のように思っている人がいたかもしれない。①「2020年3月18日、第201回国会参議院国土交通委員会で、赤羽一嘉国土交通大臣は、新型コロナウイルス・観光産業に関して、次の発言をした。『今般の新型コロナウイルスの問題は、大変大きな、様々なところで被害というか影響が出ているのは、もう先ほどのやり取りのとおりでございま

す。特に、観光産業につきましては、旅行業や宿泊業の
みならず、関連として、例えば貸切りバスですとかハイ
ヤー、タクシー業、また物品販売とか飲食業、裾野が大変
広いので、地方経済に与える影響も大変深刻なものとして
受け止めております。一番の最大の支援策は一日も早くこ
の感染を封じ込めると、これが最大の支援策と認識をしな
がら、今関係省庁と、また業界の皆様に御協力をいただき
ながら最大限今尽くしておるところでございます』。菅内
閣の下、そういう最大の支援策は実現していない、すなわ
ち、新型コロナウイルスの感染は封じ込められていない。
それどころか、菅内閣の下、新型コロナウイルスの感染は
拡大してしまっている。ただ、Go To トラベルで、自分が
働いている観光業界はとても助かっている。だから、菅内
閣を支持する。ところで、菅内閣は、どうして、観光業界
をこんなに優遇してくれるのだろう。新型コロナウイルス
の感染拡大を原因として打撃を受けたのは、観光業界だけ
ではない。Go To トラベルと同様に[31]、製品・サービスの代[32]
金総額の1/2相当額を国に支援してもらうことによって、
それらの販売を促進したい業界は多数あるだろう」。②「厚
生労働省ウェブサイト『新型コロナウイルス感染症の現
在の状況と厚生労働省の対応について（令和2年12月19日
版）』には、新型コロナウイルス感染症に関して、次の内
容がある。『（著者注…2020年）12月19日現在の新型コロ
ナウイルス感染症に関する状況及び厚生労働省の対応につ
いてお知らせします。国内での新型コロナウイルス感染症

の感染者は193,031例、死亡者は2,828名となりました』。厚生労働省のその資料によると、新型コロナウイルス感染症に関して、死亡者は、日本2,828名、台湾7名だ。また、UNFPA (United Nations Population Fund)『State of World Population 2020』(2020) によると、2020年、日本の人口は126.5百万人であり[33]、National Statistics, Republic of China (Taiwan) website『Latest indicators Total Population (end of year, persons)』によると、2020年、台湾の人口は23.6百万人だ。それらの数に基づくと、新型コロナウイルス感染症に関して、人口100万人当たりの死亡者は、日本22.4名、台湾0.3名だ。日本と台湾は共に東アジアに位置するわけだが、新型コロナウイルス感染症に関して、日本は、台湾より、人口100万人当たりの死亡者が遥かに多い。安倍内閣や菅内閣の新型コロナウイルスへの対応に問題があったから、そんなことになってしまっているのだと思う。だから、菅内閣を支持しない。ちなみに、香港・マカオは、台湾と同じく、東アジアに位置し、外務省ウェブサイト『国・地域』で『その他の地域』とされている。そして、厚生労働省のその資料によると、新型コロナウイルス感染症に関して、死亡者は、香港129名、マカオ0名だ。また、Census and Statistics Department The Government of the Hong Kong Special Administrative Region website『Population』によると、2020年、香港の人口は7.5百万人であり、Government of Macao Special Administrative Region Statistics and Census Service website『Time Series Database

Population (end-period)』によると、2020年、マカオの人口は0.7百万人だ。それらの数に基づくと、新型コロナウイルス感染症に関して、人口100万人当たりの死亡者は、香港17.2名、マカオ0.0名だ」。

　ところで、2020年6月4日、第201回国会参議院財政金融委員会で、麻生太郎国務大臣は、新型コロナウイルス感染症に関して、次の発言をした。「いわゆる、こういうのは死亡率が一番問題なんですけれども、これで調べてみたんですけど、人口比でいって、百万人当たり日本は七人ということになるんですね、死亡者ですよ。こういうのは、結果は死亡者ですから、戦争も何も皆、最終的に死亡者が何人でその戦争が勝ったか負けたかと言われるような話になりますので」。そういう発言をしていた麻生太郎国務大臣は、1つ前の段落で述べた「死亡者は、日本2,828名、台湾7名」「人口100万人当たりの死亡者は、日本22.4名、台湾0.3名」という新型コロナウイルス感染症に関する状況をどう思っていたのだろうか。麻生太郎国務大臣のことはさておき、新型コロナウイルス感染症に関しては、日本と台湾を比べ、日本の惨状に愕然としている人がいるだろう。

　なお、台湾の新型コロナウイルス対策は、優れたものとして、注目されてきた。[34] 2020年6月15日、第201回国会参議院決算委員会で、茂木敏充外務大臣は、台湾の新型コロナウイルス対策に関して、次の発言をしている。「今回のコロナ感染症の封じ込めであったりとか、そしてまた収

束におきまして、台湾、世界的に見ても非常に優れた対応をしていると、このことは間違いないことだと思っております」。

Ⅳ 新型コロナウイルス感染症緊急事態宣言と新型コロナウイルス感染症まん延防止等重点措置に関する公示

1 強い危機感と軽い自己紹介

　先程、NHKの2020年12月政治意識月例電話調査に関して、述べた。

　その政治意識月例電話調査では、新型コロナウイルス感染症緊急事態宣言に関する質問もされた。その質問は、次のとおりだ。「あなたは、国が再び緊急事態宣言[35]を出すべきだと思いますか。出す必要はないと思いますか」。その質問に対する回答は、「出すべきだ」56.8%、「出す必要はない」30.1%、「わからない、無回答」13.1%だった[36]。割合が最も高かったのが「出すべきだ」であり、その割合は50.0%を超えていた。

　先程述べたように、その政治意識月例電話調査は、2020年12月11日〜同年12月13日に行われた。次の①②③で、当時の状況に関して、述べておく。①WHO web-site「WHO Coronavirus (COVID-19) Dashboard」によると、2020年12月1日〜同年12月13日の各日、日本の累積確認症例数は、前日より千数百例〜二千数百例多かった、また、日本の累積死亡者数は、前日より数十名多かった［ちなみに、先程述べたように、菅内閣は同年9月16日に発足した。

つまり、菅内閣は同年9月後半に発足した。そして、WHO website「WHO Coronavirus (COVID-19) Dashboard」によると、同年9月後半の各日、日本の累積確認症例数は、前日より数百例多かった、また、日本の累積死亡者数は、前日と同数か、前日より数名〜十数名多かった（表①参照）]。②2020年12月11日、記者会見で、西村康稔内閣府特命担当大臣は、新型コロナウイルスに関して、次の発言をし、強い危機感を有していることを表明した。「本日、新型コロナウイルス感染症の分科会を開催いたしました。改めて専門家の皆さんと強い危機感を共有したところであります。（中略）何とか感染者数の急激な増加は回避されているところでありますが、なかなか減少させることができていない状況にあります。特に、そうした中で医療が逼迫してきている、このことに強い危機感を改めて共有したところであります。（中略）是非、国民の皆さんにも、こうした医療がかなり逼迫してきている状況、なかなか感染者の数が減少しない中で、さらにこの高い水準が続けば医療は厳しくなってくる。特に年末年始は、医療が普段よりも、通常よりも薄くなっていく時期でもありますので、この年末年始への医療の負荷が考えられるところであります。是非、皆さんにもこの危機感を共有していただいて、いま一度感染防止策を徹底していただければありがたいと思います」。③「今後の感染の状況を踏まえた対応についての分科会から政府への提言〔2020年12月11日 新型コロナウイルス感染症対策分科会〕」には、現状の認識として、次の内容がある。「これ

46

まで、ステージⅢ相当の対策が必要な地域では、医療提供
体制及び公衆衛生体制への負荷が増大・継続してきた。加
えて、重症者数の増加はしばらく続き、年末年始の医療提
供体制に重大な影響が生じるおそれがある。既に一部の地
域では、医療提供体制の面では、病床や人員の増加が簡単
には見込めない中で、新型コロナウイルス感染症の診療と
通常の医療との両立が困難になり始めている。また、都市
部を中心とした保健所では、保健所の負担が増加してき
た結果、感染防止のために感染源を特定するいわゆる『後
ろ向きのクラスター調査』を行う余裕がなくなってきてい
る」。

　なお、②③では、2020年12月11日のことに関して、述
べた。同日、番組で、菅義偉首相は、自分自身の愛称であ
る「ガースー」を使用して、「みなさん、こんにちは。ガー
スーです」と自己紹介をし、[38] 笑った。新型コロナウイルス
に関する状況が厳しいのに、そういう軽い自己紹介をした
ため、菅義偉首相は批判された。[39] 時事通信の報道によると、
「このタイミングで『ガースー』はない」と政権幹部が嘆
いていた、ということだ。[40]「現在、新型コロナウイルスの
新規感染者数や重症者数が過去最多となり、極めて警戒す
べき状況が続いています。既に先週から重症者向けの病床
がひっ迫し始めており、強い危機感を持って対応していま
す」、[41] 菅義偉首相は、同年同月4日、記者会見で、そう発
言していたわけだが、その自己紹介をした当時、新型コロ
ナウイルスに関して、どういう状況が生じていると考えて

いたのだろうか、そして、そういう状況が生じていること
に、どの程度責任を感じていたのだろうか、本心では。

2 新型コロナウイルス感染症緊急事態宣言と
　　医療緊急事態宣言

　ところで、新型コロナウイルス感染症緊急事態宣言は、
「新型インフルエンザ等対策特別措置法」（平成24年法律第
31号）第32条第1項に基づき、新型コロナウイルス感染
症対策本部長が行う[42]。新型コロナウイルス感染症対策本
部長は、首相だ（「新型コロナウイルス感染症対策本部の設置
について〔2020年1月30日閣議決定、2020年3月17日一部改正、
2020年3月26日一部改正〕、同法第16条第1項参照）。
　そして、現在、首相は菅義偉首相だ。2021年1月5日、
朝日新聞は、菅義偉首相・新型コロナウイルス感染症緊急
事態宣言に関して、次の報道をした。「昨年9月の就任以
来、首相は緊急事態宣言には一貫して消極的だった。『消
費者心理を一番冷え込ませる』（官邸幹部）として、経済
活動への悪影響を懸念したためだ[43]」。また、同日、読売新
聞は、菅義偉首相・新型コロナウイルス感染症緊急事態宣
言に関して、次の報道をした。「（著者注…菅義偉首相は）9
月の首相就任後も、『宣言を再び出すことは念頭にない』
と周囲に語り、否定的な立場を堅持していた[44]」。
　2021年1月5日にそういう報道をされた菅義偉首相が、
2020年12月、新型コロナウイルス感染症緊急事態宣言

に関して、どういう発言をしていたかというと、まず、
2020年12月14日、会見で、「緊急事態宣言について、ご
検討されていますか」という質問に対して、菅義偉首相は、
次の発言をした。「してません[45]」。また、2020年12月25
日、記者会見で、「この緊急事態宣言の発令なしに国民の
この行動変容というのは可能だというふうにお考えでしょ
うか」という質問に対して、菅義偉首相は、次の発言をし
た。「私自身は可能だと思っております。ありとあらゆる
機会に現状を丁寧に説明させていただければ、必ず私は御
理解を頂ける、このように思っております[46]」。そしてまた、
2020年12月31日、会見で、「緊急事態宣言を出すお考え
はありますか」という質問に対して、菅義偉首相は、次の
発言をした。「まず今の医療体制をしっかり確保して、こ
の感染拡大回避に全力を挙げる、このことが大事だと思っ
ています[47]」。

　菅義偉首相がそういう発言をしていた2020年12月、日
本では、累積確認症例数・累積死亡者数がどんどん増加し
ていったわけだが（表①、表③参照）、結局、同年同月に新
型コロナウイルス感染症緊急事態宣言が行われることはな
かった。

　なお、2020年12月に行われた緊急事態宣言もある。そ
の緊急事態宣言に関して述べておくと、同年同月21日、
医療関係9団体（日本医師会、日本歯科医師会、日本薬剤師会、
日本看護協会、日本病院会、全日本病院協会、日本医療法人協
会、日本精神科病院協会、東京都医師会）は、医療緊急事態

宣言を行った。そして、「医療緊急事態宣言〔2020年12月21日 日本医師会、日本歯科医師会、日本薬剤師会、日本看護協会、日本病院会、全日本病院協会、日本医療法人協会、日本精神科病院協会、東京都医師会〕」には、次の内容がある。「新型コロナウイルスの感染拡大はとどまることを知らず、このままでは、新型コロナウイルス感染症のみならず、国民が通常の医療を受けられなくなり、全国で必要なすべての医療提供が立ち行かなくなります。医療崩壊を防ぐために最も重要なのは、新たな感染者を増やさないことです」。

　また、2020年12月に野党から出ていた意見について述べておくと、同年同月23日、衆議院国土交通委員会（閉会中審査）で、立憲民主党代表の枝野幸男衆議院議員は、新型コロナウイルス感染症緊急事態宣言に関して、次の発言をした。「地域を限定して、そして自粛をお願いする対象をしっかりと絞り込んで、同時にそれに対する事実上の補償をセットにして、一刻も早く緊急事態宣言を出すべきだというふうに思います」。ちなみに、2020年秋以降の感染拡大に関して、枝野幸男衆議院議員がそういう主張をしたのは、それが初めてのことではない。[48]

3　検討要請・表明

　2021年1月2日、NHKは、新型コロナウイルス感染症緊急事態宣言に関して、次の報道をした。「東京都の小池知事と埼玉県の大野知事、千葉県の森田知事、それに神奈

川県の黒岩知事は、（著者注…2021年1月）2日午後、永田
町の合同庁舎を訪れ、3時間余りにわたって西村経済再生
担当大臣と面会しました。このなかで1都3県の知事は、
首都圏で新型コロナウイルスの感染が拡大していることを
うけて、政府が緊急事態宣言の発出を速やかに検討するよ
う要請しました。（中略）西村経済再生担当大臣は、東京
都の小池知事らと面会したあと、記者団に対し『首都圏の
現下の感染状況は、緊急事態宣言の発出が視野に入る厳し
い状況という認識を共有した。あらゆる事態を想定し、緊
密に連携して対応していくことで一致した。4人の知事か
ら検討を要望された緊急事態宣言の発出については国とし
て受け止めて検討していく』と述べました[49]」。

　その後、2021年1月4日、記者会見で、菅義偉首相は、
新型コロナウイルス感染症緊急事態宣言に関して、次の発
言をした。「国として緊急事態宣言の検討に入ります[50]」。

　菅義偉首相のその検討表明に対しては、「やっと『検討』
に入るのか……」と思った人がいるだろうが、それはさて
おき、その検討表明の後、2021年1月7日、新型コロナウ
イルス感染症緊急事態宣言が行われた[51]。

　東京都の小池百合子知事たちの動きによって、新型コロ
ナウイルス感染症対策本部長である菅義偉首相が追い込ま
れ[52]（あるいは、方針転換をさせられ[53]）、新型コロナウイルス
感染症緊急事態宣言を行うことになった、と思っている人
がいるだろうし、実際、そういった報道もされているが、
菅義偉首相自身は、2021年1月25日、第204回国会衆議

院予算委員会で、新型コロナウイルス感染症緊急事態宣言に関して、次の発言をしている。「私は、（著者注…2020年）十二月三十一日に東京都で千三百人を超えてきたときに[54]、これは緊急事態宣言をすべきだという自分で判断をいたしておりました」。

　ちなみに、2021年1月1日、菅義偉首相は年頭所感を発表している。菅義偉首相は、その年頭所感で、新型コロナウイルス感染症緊急事態宣言に言及していない。つまり、菅義偉首相は、その年頭所感で、新型コロナウイルス感染症緊急事態宣言を行うべきだとも、国としてそれの検討に入るとも、表明していない[55]。

4　新型コロナウイルス感染症緊急事態宣言　（2021年1月7日発出）

（1）新型コロナウイルス感染症緊急事態宣言と　　新型インフルエンザ等対策特別措置法

　先程述べたように、2021年1月7日、新型コロナウイルス感染症緊急事態宣言が行われた。

　「新型コロナウイルス感染症緊急事態宣言に関する公示〔2021年1月7日〕」に基づいて、その緊急事態宣言に関して補足しておくと、緊急事態の概要（新型インフルエンザ等対策特別措置法第32条第1項第3号）については、まず、次の①②が指摘された。①新型コロナウイルス感染症については、肺炎の発生頻度が季節性インフルエンザにかかった場合に比して相当程度高いと認められる、ということ。②

　新型コロナウイルス感染症については、感染経路が特定できない症例が多数に上り、かつ、急速な増加が確認されており、医療提供体制もひっ迫してきている、ということ。そして、そのうえで、新型コロナウイルス感染症については、国民の生命及び健康に著しく重大な被害を与えるおそれがあり、かつ、全国的かつ急速なまん延により国民生活及び国民経済に甚大な影響を及ぼすおそれがある事態が発生したと認められる、とされた。また、緊急事態措置を実施すべき期間（同法同条第1項第1号）は、2021年1月8日から同年2月7日までとされた。ただし、緊急事態措置を実施する必要がなくなったと認められるときは、同法同条第5項に基づき、速やかに緊急事態を解除することとする、とされた。そしてまた、緊急事態措置を実施すべき区域（同法同条第1項第2号）は、埼玉県、千葉県、東京都、神奈川県の区域（4都県の区域）とされた（表④参照）。

　なお、その緊急事態宣言に関しては、どういう状況になったら解除するのか、ということが、問題になっていた。2021年1月7日、衆議院議院運営委員会（閉会中審査）で、西村康稔国務大臣は、そのことに関して、次の発言をした。「緊急事態宣言の解除[56]につきましては、感染の状況や医療の逼迫の状況、こういった状況を踏まえて、ステージ3の対策が必要となる段階になったかどうかということを判断していくことになります。機械的に当てはめて判断するものではありませんけれども、幾つかの指標が示されております。一点だけ申し上げると、一週間当たりの感染者数が

十万人当たりで二十五人を下回ることとなっております。これを東京都の場合に当てはめると、一日当たり約五百人[57]の水準となります［著者注…東京都によると、2021年1月1日現在の東京都の総人口（推計）は 13,960,236 人[58]］。

　その発言に関しては、「東京都の1週間当たりの感染者数が約3,500人という時に解除したら、その後、近いうちに、東京都を対象地域として、緊急事態宣言をまた行うことになってしまうのではないか」と懸念する声等、早過ぎる解除を原因として問題が生じることを心配する声があった。

表④新型コロナウイルス感染症緊急事態宣言・
　　新型コロナウイルス感染症緊急事態の終了

	緊急事態措置を実施すべき期間（法第32条第1項第1号）	緊急事態措置を実施すべき区域（法第32条第1項第2号）	緊急事態の概要（法第32条第1項第3号）
新型コロナウイルス感染症緊急事態宣言（2021年1月7日発出）	2021年1月8日から2021年2月7日までとする。ただし、緊急事態措置を実施する必要がなくなったと認められるときは、法第32条第5項に基づき、速やかに緊急事態を解除することとする。	埼玉県、千葉県、東京都、神奈川県の区域とする。	新型コロナウイルス感染症については、・肺炎の発生頻度が季節性インフルエンザにかかった場合に比して相当程度高いと認められること、かつ、・感染経路が特定できない症例が多数に上り、かつ、急速な増加が確認
新型コロナウイルス感染症緊急事態宣言の区域	2021年1月8日（栃木県、岐阜県、愛知県、京都府、大阪府、兵	栃木県、埼玉県、千葉県、東京都、神奈	

変更（2021年1月13日発出）	庫県、福岡県については、2021年1月14日）から2021年2月7日までとする。「ただし」以下は、同上。	川県、岐阜県、愛知県、京都府、大阪府、兵庫県、福岡県の区域とする。	されており、医療提供体制もひっ迫してきていることから、国民の生命及び健康に著しく重大な被害を与えるおそれがあり、かつ、全国的かつ急速なまん延により国民生活及び国民経済に甚大な影響を及ぼすおそれがある事態が発生したと認められる。
新型コロナウイルス感染症緊急事態宣言の期間延長及び区域変更（2021年2月2日発出。2021年2月8日から適用）	2021年1月8日（岐阜県、愛知県、京都府、大阪府、兵庫県、福岡県については、2021年1月14日）から2021年3月7日までとする。「ただし」以下は、同上。	埼玉県、千葉県、東京都、神奈川県、岐阜県、愛知県、京都府、大阪府、兵庫県、福岡県の区域とする。	
新型コロナウイルス感染症緊急事態宣言の区域変更（2021年2月26日発出。2021年3月1日から適用）	2021年1月8日から2021年3月7日までとする。「ただし」以下は、同上。	埼玉県、千葉県、東京都、神奈川県の区域とする。	新型コロナウイルス感染症については、・肺炎の発生頻度が季節性インフルエンザにかかった場合に比して相当程度高いと認められること、かつ、・都道府県を越えて感染が拡大し、又はまん延しており、それに伴い医療提供体制・公衆衛生体制に支障が生じてきていることから、国民の生命及び健康に著しく重大な被害を与えるおそれがあり、かつ、全国的かつ急速な
新型コロナウイルス感染症緊急事態宣言の期間延長（2021年3月5日発出。2021年3月8日から適用）	2021年1月8日から2021年3月21日までとする。「ただし」以下は、同上。	埼玉県、千葉県、東京都、神奈川県の区域とする。	

		まん延により国民生活及び国民経済に甚大な影響を及ぼすおそれがある事態が発生したと認められる。
新型コロナウイルス感染症緊急事態の終了（2021年3月18日発出）	新型コロナウイルス感染症緊急事態宣言について、緊急事態措置を実施すべき期間とされている2021年3月21日をもって、緊急事態が終了する旨が公示された（「新型コロナウイルス感染症緊急事態の終了に関する公示〔2021年3月18日〕」）。	

※表④の「法」は「新型インフルエンザ等対策特別措置法」のことだ。
※新型コロナウイルス感染症対策ウェブサイト「新型コロナウイルス感染症緊急事態宣言（令和3年1月7日発出）」1頁、新型コロナウイルス感染症対策ウェブサイト「新型コロナウイルス感染症緊急事態宣言の区域変更（令和3年1月13日発出）」1頁、新型コロナウイルス感染症対策ウェブサイト「新型コロナウイルス感染症緊急事態宣言の期間延長及び区域変更（令和3年2月2日発出）」1頁、新型コロナウイルス感染症対策ウェブサイト「新型コロナウイルス感染症緊急事態宣言の区域変更（令和3年2月26日発出）」1頁、新型コロナウイルス感染症対策ウェブサイト「新型コロナウイルス感染症緊急事態宣言の期間延長（令和3年3月5日発出）」1頁、新型コロナウイルス感染症対策ウェブサイト「新型コロナウイルス感染症緊急事態の終了（令和3年3月18日発出）」1頁、「新型コロナウイルス感染症緊急事態の終了に関する公示〔2021年3月18日〕」に基づいて、筆者が表④を作成した。

（2）新型コロナウイルス感染症緊急事態宣言と世論

　ところで、2021年1月9日〜同年同月11日、NHKは、2021年1月政治意識月例電話調査を行った。そして、その政治意識月例電話調査では、同年同月7日に行われた新型コロナウイルス感染症緊急事態宣言に関する質問がされた。

　具体的にいうと、まず、その政治意識月例電話調査では、

次の質問がされた。「政府は、東京など1都3県に緊急事
態宣言を出しました。宣言を出したタイミングをどう思い
ますか。次の3つから1つ選んでください」。その質問に
対する回答は、「適切だ」12.4%、「遅すぎた」79.0%、「宣
言を出すべきではなかった」3.1%、「わからない、無回答」
5.6%だった。[59]割合が圧倒的に高かったのが「遅すぎた」
であり、「適切だ」の割合は僅か12.4%だった。

　また、その政治意識月例電話調査では、次の質問もされ
た。「あなたは、今回の宣言の対象地域が、1都3県で適切
だと思いますか。次の4つから1つ選んでください」。そ
の質問に対する回答は、「適切だ」12.3%、「他の地域にも
出すべき」47.0%、「全国で出すべき」32.6%、「出す必要
はない」3.3%、「わからない、無回答」4.8%だった。[60]そ
の回答に関してだが、「他の地域にも出すべき」と「全国
で出すべき」は、（1都3県だけではなく）他の地域にも出
すべきという意見だ。そして、「他の地域にも出すべき」
と「全国で出すべき」の割合の合計は約80.0%もあった。
それに対し、「適切だ」の割合は僅か12.3%だった。ちな
みに、2021年1月7日、新型コロナウイルス感染症緊急事
態宣言が決定されたことに関して、菅義偉首相は、記者会
見を行った。その記者会見では、具体的な府県名を挙げて、
宣言の対象地域（緊急事態措置を実施すべき区域）の拡大に
関する質問がされた。[61]その時点で、そういうことに関心が
持たれていた、ということだ。その時点で、新型コロナウ
イルス感染症に関する状況が厳しかったのは、埼玉県、千

葉県、東京都、神奈川県だけではなかった、例えば、愛知県もその状況が厳しかった。同年同月6日、記者会見で、愛知県の大村秀章知事は、同県の新型コロナウイルス感染症に関する状況について、次の発言をしている。「大変厳しい状況になっていることは事実であります」[62]。

　そしてまた、その政治意識月例電話調査では、次の質問もされた。「今回の宣言の期間は、2月7日までです。あなたは、それまでに宣言が解除できると思いますか。できないと思いますか」。その質問に対する回答は、「できると思う」5.7%、「できないと思う」87.8%、「わからない、無回答」6.5%だった[63]。割合が圧倒的に高かったのが「できないと思う」であり、「できると思う」の割合は僅か5.7%だった。以上で述べたことをふまえると、当時、次のように思っている人がいたかもしれない。「今回の（新型コロナウイルス感染症緊急事態）宣言の期間は2021年2月7日までだ。それまでに宣言は解除できないと思う。なぜなら、宣言を出すのが遅すぎたため、新型コロナウイルス感染症に関する状況がかなり悪化しているからだ。もっと早く宣言を出すべきだった。こんなことでは、菅内閣を支持することはできない」。

　1つ前の段落で述べたことに関して補足しておくと、その政治意識月例電話調査では、次の質問もされた。「あなたは、菅内閣を支持しますか。それとも支持しませんか」。その質問に対する回答は、「支持する」39.5%、「支持しない」40.7%、「わからない、無回答」19.8%だった[64]（表⑤参

照）。「支持しない」の方が「支持する」より割合が僅かに
高かった。ちなみに、2020年9月21日〜同年同月22日に
NHKが行った2020年9月政治意識月例電話調査でも、同
じ質問がされたのだが、その質問に対する回答は、「支持
する」62.4%、「支持しない」12.8%、「わからない、無回
答」24.7%だった[65]（表⑤参照）。「支持する」の方が「支持
しない」より割合が遥かに高かった。菅内閣が発足した頃
は、そういう状況だった。2021年の衆議院議員総選挙の
後、次のように思う人がいるかもしれない。「菅義偉首相
は、衆議院を解散するのも、遅すぎた[66]。菅義偉首相は、菅
内閣発足直後、有権者が菅内閣に幻想を抱いている間に、
衆議院を解散し、衆議院議員総選挙で戦っておくべきだっ
た」。

表⑤菅内閣を支持する、支持しない

	支持する (%)	支持しない (%)	わからない、無回答（%）
2020年9月政治意識月例電話調査	62.4	12.8	24.7
2020年10月政治意識月例電話調査	55.1	19.5	25.4
2020年11月政治意識月例電話調査	55.6	19.0	25.4
2020年12月政治意識月例電話調査	42.4	36.0	21.5
2021年1月政治意識月例電話調査	39.5	40.7	19.8
2021年2月政治意識月例電話調査	37.6	43.6	18.8
2021年3月政治意識月例電話調査	40.3	36.5	23.2

※「あなたは、菅内閣を支持しますか。それとも支持しませんか」という質問に

対する回答。

※NHKウェブサイト「2020年9月政治意識月例電話調査」1頁、NHKウェブサイト「2020年10月政治意識月例電話調査」1頁、NHKウェブサイト「2020年11月政治意識月例電話調査」1頁、NHKウェブサイト「2020年12月政治意識月例電話調査」1頁、NHKウェブサイト「2021年1月政治意識月例電話調査」1頁、NHKウェブサイト「2021年2月政治意識月例電話調査」1頁、NHKウェブサイト「2021年3月政治意識月例電話調査」1頁に基づいて、筆者が表⑤を作成した。

（3）衆議院解散と新型コロナウイルス

　衆議院解散に言及したので、ここで、それに関してもう少し述べておくと、2021年1月4日、記者会見で、菅義偉首相は、それに関して、次の発言をした。「総裁選、衆議院解散でありますけれども、当面は新型コロナウイルスの感染対策、これを最優先して取り組んでいきたいと思います。そして、日本の経済全体を見渡しながら、再生に向けても、これは取り組む必要があると思っています。こうしたことに全力で取り組んでいく中で、いずれにしろ秋のどこかでは衆議院選挙を行わなければならないわけであります。もう任期も決まっていますから。そうした時間の制約も前提にしながら、そこはよくよく考えた上で判断したいと思います[67]」。

　その記者会見の後、首相官邸報道室を通じて、その発言の「秋のどこか」は、「秋までのどこか」に訂正された[68]。「秋のどこか」と「秋までのどこか」とでは、大違いだ。

　なお、その記者会見が行われた2021年1月、菅義偉首相のいい間違いに関して、色々報道がされていた[69]。そして、

60

例えば、同年同月15日、読売新聞は、菅義偉首相のいい間違いに関して、次の報道をした。「政府・与党内で、菅首相の疲労とストレスの蓄積を不安視する声が広がっている。重要案件での言い間違いが散見されるためだ。新型コロナウイルス対応で年末年始も休みなく公務をこなし、日課としていたホテルでの朝食も自粛を強いられていることが影響しているとの見方が出ている[70]」。

その報道に関してだが、例えば、2021年1月13日、第52回新型コロナウイルス感染症対策本部で、菅義偉首相は、緊急事態措置を実施すべき区域に加える県の名称をいい間違った。具体的にいうと、「福岡県」というべきところで（表④参照）、「静岡県」といった。そのいい間違いに関しては、首相官邸ウェブサイトに、「（注）『静岡県』と発言しましたが、正しくは『福岡県』です」という注意書きがある[71]。緊急事態措置を実施すべき区域に、どの県等を加えるか、ということは、とても重要なことなので、そのいい間違いに関しては、「いくらなんでも、緊急事態措置を実施すべき区域に加える県の名称をいい間違えるのは……」と思った人がいるかもしれない。

ちなみに、菅義偉首相は2020年にもいい間違いをしており、例えば、同年10月19日、日越大学におけるスピーチで、いい間違った。具体的にいうと、「ASEAN」というべきところで、「アルゼンチン」といった[72]。同年同月31日、時事通信は、「首相答弁、目立つ誤読　予算委控え自民は楽観－国会」という題名の記事で、菅義偉首相のいい間違い

に関して、報道している。

（4）不要不急の外出の自粛

　さて、先程述べたように、2021年1月7日、菅義偉首相は、記者会見を行った。その記者会見における冒頭発言で、菅義偉首相は、「外出」という言葉を3回使用した、そして、その言葉を使用して、次の①②③の発言をした。①「先ほど新型コロナ対策本部を開き、緊急事態宣言を決定いたしました。対象は東京、千葉、埼玉、神奈川の1都3県であります。期間は1か月です。第1に飲食店の20時までの時間短縮、第2にテレワークによる出勤者数7割減、第3に20時以降不要不急の外出の自粛、第4にスポーツ観戦、コンサートなどの入場制限であります」、②「夜間の飲食や会話を含めた感染リスクを防ぐために、20時以降の不要不急の外出の自粛をお願いしております。是非徹底していただきたいと思います」、③「私たちは、この1年間の経験で多くのことを学んできました。大事なのは、会話をするときは必ずマスクをお願いする。さらに外食を控えて、テレワーク7割、夜8時以降の不要不急の外出の自粛、特にこの3点を徹底していただければ、必ず感染を抑えることはできると考えております」[73]。

　①②③の発言で、菅義偉首相は、「外出」という言葉を使用して、「20時（夜8時）以降の不要不急の外出の自粛」について、述べている。そのことに関してだが、2021年

　1月13日、中日新聞は、次の報道をした。「東京都など一
都三県に緊急事態宣言が再発令された直後に迎えた三連休
の（著者注…2021年1月）九〜十一日、各地の繁華街など
では日中の人出が十分に減らず、昨年の宣言時のような抑
制には至らなかった。菅義偉首相が『午後八時以降』を強
調した外出自粛要請を続けているため[74]、結果的に国民の間
では日中の外出への抵抗感が薄れているとみられ、閣僚や
知事たちは昼間も含めた自粛の呼び掛けに躍起になってい
る。（中略）政府高官は『経済をぴたっと止めないために
昼間の自粛は強調しすぎないようにした』と首相の意図を
明かすが、『日中ももう少し人出が減ると思った』とこぼ
した[75]」。

　以上で述べたことに関して補足しておくと、まず、「新
型コロナウイルス感染症対策の基本的対処方針〔2020年3
月28日（2021年1月7日変更）新型コロナウイルス感染症対策本部
決定〕」には、外出の自粛について、次の内容がある。「特
定都道府県は、法（著者注…新型インフルエンザ等対策特別
措置法）第45条第1項に基づき、不要不急の外出・移動の
自粛について協力の要請を行うものとする。特に、20時
以降の不要不急の外出自粛について、住民に徹底する。医
療機関への通院、食料・医薬品・生活必需品の買い出し、
必要な職場への出勤、屋外での運動や散歩など、生活や健
康の維持のために必要なものについては外出の自粛要請
の対象外とする」〔なお、その基本的対処方針には、「特定都
道府県（緊急事態宣言の対象区域に属する都道府県）」とある。

特定都道府県に関しては、新型インフルエンザ等対策特別措置法第38条第1項参照]。

　また、2つ前の段落で示した報道がされた後、菅義偉首相は、2021年1月13日、新型コロナウイルス感染症に関して、記者会見を行った。その記者会見における冒頭発言で、菅義偉首相は、次の発言をし、日中の不要不急の外出の自粛もはっきりお願いした。「不要不急の外出については、飲食店が閉まる夜8時以降だけでなく、日中も控えていただくよう、お願いをいたします[76]」。

(5) 新型コロナウイルス感染症緊急事態宣言と
　　　Go To トラベル

　以上で、新型コロナウイルス感染症緊急事態宣言とGo To トラベルに関して、述べた。それらに関してだが、2021年1月7日、旅行者向けGo To トラベル事業公式ウェブサイト・事業者向けGo To トラベル事業公式ウェブサイトで、次のことが発表された。「Go To トラベル事業については、令和2年12月28日（月）から令和3年1月11日（月）までの間、全国において、本事業の適用を一時停止しているところです。今般、緊急事態宣言の発令を受け、全国的な旅行に係る本事業の取扱いについて、一時停止措置を延長することとしましたのでお知らせいたします[77]」。

　なお、詳しくは後述するが、新型コロナウイルス感染症緊急事態宣言に関しては、後日、緊急事態措置を実施すべき期間の延長が行われた（表④参照）。そして、それに伴い、

Go Toトラベルの一時停止措置は継続されることになった[78]。2021年3月6日、NHKは、そのことに関して、次の報道をした。「旅行代金の割り引きなどが受けられるGo Toトラベルは、新型コロナウイルスの感染拡大を受けて、去年の年末から全国一律で運用が停止されています。政府は、緊急事態宣言を1都3県で延長するのに伴ってGo Toトラベルの再開も見送り、当面、全国一律で停止することにしています。今後、再開する場合は感染防止対策を強化する方針で、割り引きの対象を県境をまたがない旅行に限定して都道府県単位で運用を再開し、段階的に対象を拡大することも検討しています」[79]。その報道に関して、次のように思った人がいるだろう。「Go Toトラベルの再開を原因として、新型コロナウイルスの感染が広がるおそれがあるから、Go Toトラベルを再開しないでほしい」「国民等の命や健康を守るために、最初からもっと強い感染防止対策を採用しておけば良かったのに……」。

5　休業要請と営業時間短縮要請

　2021年1月8日、会見で、菅義偉首相は、新型コロナウイルス感染症緊急事態宣言に関して、次の発言をした。「いよいよ今日から、緊急事態宣言が実施されます（著者注…表④参照）。飲食店の時間短縮の営業、そしてテレワークによる出勤者7割減など、万全の対策を講じたいと思います。また、全国それぞれの地域においても感染は過去最高

です。極めて深刻に受け止めております」[80]。

　菅義偉首相のその発言に対しては、次のように思った人がいるかもしれない。「『全国それぞれの地域においても感染は過去最高です。極めて深刻に受け止めております』ということだけど、そういう状況が生じないようにしてほしかった。菅内閣は一体何をしていたんだ。菅内閣の新型コロナウイルス対策には、極めて深刻な問題があるのではないか。ところで、そういう状況の中、新型コロナウイルス感染症緊急事態宣言の対象地域が、東京都、埼玉県、千葉県、神奈川県だけ、というのは適切なのだろうか」。

　また、菅義偉首相のその発言で挙げられている「飲食店の時間短縮の営業」に関してだが、まず、2021年1月8日、毎日新聞は、次の報道をした。「新型コロナウイルスの感染拡大に伴い、政府が7日に発令を決めた緊急事態宣言の中身は、飲食店の営業時間短縮要請が主な内容だ」[81]。また、同年同月28日、第204回国会参議院予算委員会で、菅義偉首相は、次の発言をした。「昨年のこの緊急事態は、全国を対象地域にして幅広く休業要請を行いました。この一年の中でいろいろ学んできたことの中で、今回は飲食店の時間短縮を中心に対策を行っており、その飲食店への協力金やそうした措置の影響を受ける事業者への一時金、こうしたことを支給をすることにさせていただいています」。幅広い業種に休業要請を行うのではなく[82]、しかも、ターゲットにされた飲食店について、休業要請ではなく営業時間短縮（20時まで）[83]要請ということで、そういう対策に不

安を感じる人が存在した、例えば、そういう対策では十分
な効果が得られず、そういう対策は早晩大きな変更を迫ら
れるのではないかとか、[84] 緊急事態措置を実施すべき期間を
大幅に延長することになってしまうのではないかとか。

6　新型コロナウイルス感染症緊急事態宣言の
　　区域変更（2021年1月13日発出）

（1）4都県＋7府県＝11都府県

　2021年1月13日、新型コロナウイルス感染症緊急事態
宣言に関して、緊急事態措置を実施すべき区域が、栃木県、
埼玉県、千葉県、東京都、神奈川県、岐阜県、愛知県、京
都府、大阪府、兵庫県、福岡県の区域（11都府県の区域）
とされることになった、いい方を変えると、緊急事態措置
を実施すべき区域に、栃木県、岐阜県、愛知県、京都府、
大阪府、兵庫県、福岡県の区域（7府県の区域）が加えら
れることになった。なお、その7府県については、緊急事
態措置を実施すべき期間は、同年1月14日から同年2月7
日までとされた[85]（表④参照）。

　1つ前の段落で述べた区域変更に関して、菅義偉首相は、
2021年1月13日、記者会見で、次の発言をした。「先ほど
新型コロナ対策本部を開催し、緊急事態宣言の対象に栃木
県、岐阜県、愛知県、京都府、大阪府、兵庫県及び福岡県
の7つの府県を追加することを決定いたしました。期間は
2月7日までであります。さきの1都3県に続き、他の地

域においても厳しい状況が続いています。(中略) 追加した7つの府県については、新規感染者数、病床の利用率など、いわゆるステージ4に相当する指標が多いこと、東京圏、関西圏、中部圏、福岡県、こうした大都市として人口が集中しており、全国に感染が広がる前に対策を講じる必要があること、こうした要素に基づいて、専門家の御意見も伺い、判断をいたしました[86]」。

(2) 大阪府と新型コロナウイルス

ところで、1つ前の段落と2つ前の段落で出てきた大阪府についてだが、2021年1月4日、菅義偉首相は、新型コロナウイルス感染症緊急事態宣言に関する次の発言の中で、大阪府に言及していた、次の発言は記者会見における発言だ。「国として緊急事態宣言の検討に入りたいと思います。特に飲食の感染リスク、この軽減を実効的なものにするために内容を詰めていきたい、このように思います。この考え方でありますけれども、北海道、大阪など、時間短縮を行った県は結果が出ています。東京といわゆる首都3県においては、三が日も感染者数は減少せずに、極めて高い水準であります。1都3県で全国の新規感染者数の半分という結果が出ております。こうした状況を深刻に捉えて、より強いメッセージが必要である、このように考えました」「北海道、大阪など、これは時間短縮、こうしたことを行った県では効果が出て、陽性者が下降してきており

ます。ただ、東京とその近県3県が感染者が減少せずに高い水準になっているということもこれは事実であります。こうしたことをやはり深刻に考えて、より強いメッセージ、ここが必要だというふうに思いました[87]」。

　そのように、2021年1月4日、菅義偉首相は、「時間短縮を行った県は結果が出ています」「時間短縮、こうしたことを行った県では効果が出て、陽性者が下降してきております」と発言し、その例として、大阪府を挙げていた、また、東京都、埼玉県、千葉県、神奈川県（東京といわゆる首都3県、東京とその近県3県）については、（三が日も）感染者数が減少せずに（極めて）高い水準であると指摘していた[88]。

　そして、2021年1月7日、新型コロナウイルス感染症緊急事態宣言が行われたわけだが、先程述べたように、緊急事態措置を実施すべき区域は、埼玉県、千葉県、東京都、神奈川県の区域とされた（表④参照）。つまり、東京都、埼玉県、千葉県、神奈川県が、その緊急事態宣言の対象地域だった、大阪府は、その緊急事態宣言の対象地域ではなかった。ただ、同日、記者会見で、菅義偉首相は、大阪府に関して、次の発言をした。「昨日（著者注…2021年1月6日）の感染者数、大阪を始め非常に高い水準であるということは認識しております[89]」。

　その後、2021年1月12日、政府与党連絡会議で、菅義偉首相は、大阪府に関して、次の発言をした。「先週、大幅な感染拡大が続いている1都3県（著者注…東京都、埼玉

県、千葉県、神奈川県）に対して、緊急事態宣言を決定いたしました。さらに、1都3県以外でも大阪を始め感染が大幅に拡大している地域があります。こうした状況を踏まえ、緊急事態宣言の対象地域の拡大について、検討に入ることにいたしております[90]」。

そして、先程述べたように、2021年1月13日、新型コロナウイルス感染症緊急事態宣言の対象地域に、大阪府が追加されることになった。

なお、3つ前の段落で述べたように、2021年1月7日、菅義偉首相は、次の発言をした。「昨日（著者注…2021年1月6日）の感染者数、大阪を始め非常に高い水準であるということは認識しております」。

その発言に関してだが、2021年1月6日、NHKは、次の報道をした。「大阪府は（著者注…2021年1月）6日、府内で新たに560人が新型コロナウイルスに感染していることが確認されたと発表しました。大阪府内で1日に確認された感染者の数が、500人を超えたのは初めてで過去最多です[91]」。その最多記録は、残念ながら、更新されてしまう[92]。そして、先程述べたように、同年同月13日、新型コロナウイルス感染症緊急事態宣言の対象地域に、大阪府が追加されることになった。

2021年1月7日、記者会見で、菅義偉首相は、新型コロナウイルスに関して、次の発言をした。「今回の世界規模の感染の波は、私たちが想像していたものを超え、厳しいものになっています[93]」。7つ前の段落で示した発言を同年

同月4日にした時、新型コロナウイルスに関して、それから10日以内に大阪府に起こることを、菅義偉首相は、どう想像していたのだろうか。

そして、想像関連で述べておくと、2021年1月15日、記者会見で、田村憲久厚生労働大臣は、新型コロナウイルスに関して、次の発言をしている。「昨年の1月15日が、(著者注…日本国内で)初めて感染例が出たという時、判明したという時でありました[94]。(中略)世界中、大変な感染、そして死傷者の数という形のなかにおいて、本当に一年前、このような形というものが、我々としても世界中を席巻するというようなことを想定できていた人たちはあまりいなかったのかも分かりません。しかしながら、そういうことも起こり得るということは、我々その時に想像力をもっと持って対応すべくいろいろな計画を作っていなかった、これは反省であります[95]」。

7　新型コロナウイルス感染症緊急事態宣言の　　期間延長及び区域変更（2021年2月2日発出）

(1)　11都府県－1県＝10都府県

2021年2月2日、新型コロナウイルス感染症緊急事態宣言に関して、同年2月8日以降は、緊急事態措置を実施すべき区域が、埼玉県、千葉県、東京都、神奈川県、岐阜県、愛知県、京都府、大阪府、兵庫県、福岡県の区域（10都府県の区域）とされることになった、いい方を変えると、緊

急事態措置を実施すべき区域から、栃木県の区域（1県の区域）が外れることになった。なお、その10都府県については、緊急事態措置を実施すべき期間が、同年3月7日まで延長されることになった（表④参照）。同年2月2日、記者会見で、菅義偉首相は、その10都府県に関して、次の発言をした。「今回延長する10都府県については、感染者数が十分に減少していると言えない地域もあります。また、多くの地域で医療体制も引き続きひっ迫しています。今後、これまでの対策を徹底して続けていただき、感染の減少を確実なものとしていきます」。

（2）新型コロナワクチンと注射器

　そして、2021年2月2日の記者会見で、菅義偉首相は、次の発言もした、新型コロナワクチン（新型コロナウイルス感染症に係るワクチン）に関する発言だ。「接種の開始について、できる限り2月の下旬と申し上げてきましたが、一日も早くという思いで努力をしてまいりました。今後、有効性、安全性を確認した上で、2月中旬に接種をスタートしたいと思います」。

　その発言の後、2021年2月17日に、日本で、新型コロナワクチンの接種が始まった。2020年に新型コロナワクチンの接種が始まった国がある中、同日、やっと、日本でそれが始まった。G7（フランス、アメリカ、イギリス、ドイツ、日本、イタリア、カナダ）の中で、接種開始が最も遅

かったのが日本だ。フランス、アメリカ、イギリス、ド
イツ、イタリア、カナダでは、2020年に接種が始まって
いた。[99] 2021年3月31日、テレビ朝日は、そういう日本に
関して、次の報道をした。「新型コロナウイルスのワクチ
ン接種が進められ、100人あたりの接種回数は、イギリス
では50回、アメリカで40回を超えました。一方で、接種
開始の遅かった日本は0.75回とG7のなかで断トツの最
下位となっています」[100]。新型コロナワクチン接種に関して
は、日本の遅さがしばしば報道されているわけだが、世界
の接種状況をふまえ、日本のあまりの遅さ（G7の国ではな
く開発途上国の1つであるかのような遅さ）に驚いたことが
ある人もいるだろう。新型コロナワクチンに関して、世界
の接種状況を知りたい場合は、BBC website「Covid map：
Coronavirus cases, deaths, vaccinations by country」や日経
ビジュアルデータウェブサイト「チャートで見るコロナワ
クチン 世界の接種状況は」等に、それが載っている。

　なお、名古屋検疫所「検疫感染症アップデート第125号」
(2021年) は、新型コロナワクチンに関して、「全世界市民
に行き渡るまでには2年以上かかるでしょう」としている[101]
[新型コロナワクチン接種の普及に関しては、Economist Intel-
ligence Unit website「More than 85 poor countries will not have
widespread access to coronavirus vaccines before 2023 (27 January
2021)」参照。ちなみに、新型コロナワクチンに関しては、い
わゆる「ワクチン外交」が注目されているが、Economist Intel-
ligence Unit websiteのそのページには、中国とロシアのワクチ

ン外交のことも書かれている]。

　新型コロナワクチンに関しては、その接種に使う注射器の確保も課題になっている[102]。新型コロナワクチンや、その接種に使う注射器が、それらを必要としているところに早く届くことを願っている。

　また、2020年12月、新型コロナワクチンに関連して、「予防接種法」（昭和23年法律第68号）の改正が行われ、損失補償契約に関する規定（予防接種法附則第8条）の新設等がされた［「予防接種法及び検疫法の一部を改正する法律」（令和2年法律第75号）参照。予防接種法及び検疫法の一部を改正する法律は、2020年12月2日、成立し、同年同月9日、公布、施行された[103]］。

（3）ステイホーム

　6つ前の段落で述べたように、東京都については、緊急事態措置を実施すべき期間が、2021年3月7日まで延長されることになった。そのことを受け、同年2月2日、東京都の小池百合子知事は、記者会見を行った。その記者会見で、小池百合子知事は、次の発言をした。「都民の皆様方へのお願いでございます。引き続き特措法（著者注…新型インフルエンザ等対策特別措置法）第45条第1項、法律に基づいて徹底した外出自粛、これをお願いをいたします。コロナウイルスへの最も有効な処方箋、結局のところステイホームなんですね。コロナには、カレンダーも時計も地図

もないと何度も申し上げてまいりました。ウイルスは、私
達に付け入る隙を常に狙っていると考えてもいいのではな
いか。昼も夜も、外出について自粛をよろしくお願いを申
し上げます」[104]。

　1つ前の段落で示した小池百合子知事の発言を聞いて、
「何時でも、飲食店で、新型コロナウイルスに感染する可
能性はある。だから、飲食店に対しては、営業時間短縮要
請ではなく、休業要請を行うべきだ」と改めて思った人が
いるかもしれないが、それはさておき、新型コロナウイル
スの感染拡大を防ぐために、ステイホームを呼びかけると
いうことは、国内外である。そのステイホームに関して、
小池百合子知事は、2021年2月2日、1つ前の段落で示し
た発言をした。

　ところで、山井和則衆議院議員「Go To トラベル事業と
新型コロナウイルス感染拡大の因果関係等に関する質問
主意書（2020年12月1日）」では、ステイホームに関して、
次の質問がされた。「ステイホームで自宅に留まることと、
旅行に行くことでは、どちらが感染するリスク及び感染を
拡大するリスクが高いですか。また、そう判断する理由も
示して下さい」。

　菅義偉首相「衆議院議員山井和則君提出 Go To トラベル
事業と新型コロナウイルス感染拡大の因果関係等に関する
質問に対する答弁書（2020年12月11日）」では、その質問
に対して、次の回答がされた。「お尋ねについては、感染
予防対策を適切に講じているか否か、家庭内における感染

者の有無、旅行先の地域における感染状況等の個々の状況に応じて異なるため、一概にお答えすることは困難である」。

　その質問・回答に関してだが、外出について、そういう質問をした場合、同様の回答がされるだろう。すなわち、「ステイホームで自宅に留まることと、外出することでは、どちらが感染するリスク及び感染を拡大するリスクが高いですか。また、そう判断する理由も示して下さい」という質問をした場合、次のような回答がされるだろう。「お尋ねについては、感染予防対策を適切に講じているか否か、家庭内における感染者の有無、外出先の地域における感染状況等の個々の状況に応じて異なるため、一概にお答えすることは困難である」。そのため、2021年2月○日〜○日は自宅に留まろうと思っていたが、その質問に対するその回答を見て、考えた結果、自宅に留まるのはやめて、旅行に行った、あるいは、旅行に行ったわけではないが外出した、という東京都民がいるかもしれない。

8　新型インフルエンザ等対策特別措置法等の　一部を改正する法律

（1）新型インフルエンザ等対策特別措置法等の一部を改正する法律案

　菅内閣が発足した2020年9月16日から4か月以上経過した、また、新型コロナウイルス感染症緊急事態宣言が行われた2021年1月7日から2週間以上経過した、2021年

1月22日、菅内閣は、「新型インフルエンザ等対策特別措置法等の一部を改正する法律案」を閣議決定し、国会に提出した（第204回国会閣法第6号）。同法律案の提出理由は、次のとおりだ。「現下の新型コロナウイルス感染症の発生の状況等に鑑み、当該感染症に係る対策の推進を図るため、営業時間の変更の要請等を内容とする新型インフルエンザ等まん延防止等重点措置を創設し、併せて新型インフルエンザ等緊急事態措置において施設の使用制限等の要請に応じない者に対する命令を可能とするとともに、新型コロナウイルス感染症を感染症の予防及び感染症の患者に対する医療に関する法律において新型インフルエンザ等感染症と位置付け、所要の措置を講ずることができることとし、併せて宿泊療養及び自宅療養の要請について法律上の根拠を設ける等の措置を講ずる必要がある。これが、この法律案を提出する理由である」。なお、「新型コロナウイルス感染症対策の基本的対処方針〔2020年3月28日（2021年2月12日変更）新型コロナウイルス感染症対策本部決定〕」には、同法律案の提出理由に関して、次の内容がある。「政府は、新型コロナウイルス感染症に係る対策を強化するため、新型インフルエンザ等まん延防止等重点措置（中略）の創設などを含む新型インフルエンザ等対策特別措置法等の一部を改正する法律案を国会に提出し、令和3年2月3日に成立した」。

(2) 新型インフルエンザ等対策特別措置法等の一部を改正する法律等

　新型インフルエンザ等対策特別措置法等の一部を改正する法律案は、衆議院における修正[105]を経て、2021年2月3日に成立した（同法律案に対しては、衆議院内閣委員会・参議院内閣委員会で、附帯決議が付されている[106]）。そして、同日、「新型インフルエンザ等対策特別措置法等の一部を改正する法律」が公布された（令和3年法律第5号）。また、同日、会見で、菅義偉首相は、同法律案の成立に関して、次の発言をした。「国会の関係者の御尽力によって、迅速にこの法案が成立したことに、感謝を申し上げたいと思います。今回のこの法案は、正に支援策と行政罰をセットにし、より実効性を高めるものであります。確かに、感染者数は減少傾向にありますけども、更に減少させるために、やはりこの法律をいかし、そして、個人や事業者の権利に十分配慮しながら、効果を上げていきたい、このように思ってます」[107]。その発言に対しては、2020年に菅義偉首相からそういう法律案が成立したこと等を聞きたかった、と思った人がいるだろう。

　なお、新型インフルエンザ等対策特別措置法等の一部を改正する法律の施行期日は、公布の日（2021年2月3日）から起算して10日を経過した日（同年2月13日）だ（ただし、一部の規定は、同年4月1日から施行。同法附則第1条参照）。同法によって、次の①〜⑪の法律が改正された。①新型インフルエンザ等対策特別措置法（平成24年法律第31

号。新型インフルエンザ等対策特別措置法等の一部を改正する法律第1条参照）、②感染症の予防及び感染症の患者に対する医療に関する法律（平成10年法律第114号。新型インフルエンザ等対策特別措置法等の一部を改正する法律第2条参照）、③検疫法（昭和26年法律第201号。新型インフルエンザ等対策特別措置法等の一部を改正する法律第3条参照）、④地方自治法（昭和22年法律第67号。新型インフルエンザ等対策特別措置法等の一部を改正する法律附則第5条参照）、⑤地方財政法（昭和23年法律第109号。新型インフルエンザ等対策特別措置法等の一部を改正する法律附則第6条参照）、⑥地方税法（昭和25年法律第226号。新型インフルエンザ等対策特別措置法等の一部を改正する法律附則第7条参照）、⑦新型コロナウイルス感染症等の影響に対応するための国税関係法律の臨時特例に関する法律（令和2年法律第25号。新型インフルエンザ等対策特別措置法等の一部を改正する法律附則第7条参照）、⑧令和二年度特別定額給付金等に係る差押禁止等に関する法律（令和2年法律第27号。新型インフルエンザ等対策特別措置法等の一部を改正する法律附則第7条参照）、⑨令和二年度ひとり親世帯臨時特別給付金等に係る差押禁止等に関する法律（令和2年法律第55号。新型インフルエンザ等対策特別措置法等の一部を改正する法律附則第7条参照）、⑩新型コロナウイルス感染症等の影響に対応するための雇用保険法の臨時特例等に関する法律（令和2年法律第54号。新型インフルエンザ等対策特別措置法等の一部を改正する法律附則第8条参照）、⑪復興庁設置法（平成23年法律第125号。

新型インフルエンザ等対策特別措置法等の一部を改正する法律附則第9条参照）。

　その改正に関して、もう少し述べておくと、①新型インフルエンザ等対策特別措置法については、例えば、同法の対象の見直しが行われたり（同法第2条第1号）、新型インフルエンザ等まん延防止等重点措置が創設されたり（同法第2条第3号）、新型インフルエンザ等まん延防止等重点措置の公示に関する規定が新設されたり（同法第31条の4）、差別的取扱い等の防止に関する規定が新設されたり（同法第13条第2項）、事業者に対する支援に関する規定が新設されたり（同法第63条の2第1項）、医療機関・医療関係者に対する支援に関する規定が新設されたり（同法第63条の2第2項）、命令違反に係る過料に関する規定が新設されたりした（同法第79条、同法第80条）、また、②感染症の予防及び感染症の患者に対する医療に関する法律については、例えば、新型インフルエンザ等感染症に新型コロナウイルス感染症・再興型コロナウイルス感染症が追加されたり（同法第6条第7項）、感染症及び病原体等に関する調査及び研究に係る規定が新設されたり（同法第56条の39）、入院・積極的疫学調査に関係して過料に関する規定が新設されたりした（同法第80条、同法第81条）。

　そして、新型インフルエンザ等対策特別措置法等の一部を改正する法律に関係する政令・省令に関して述べておくと、「新型インフルエンザ等対策特別措置法等の一部を改正する法律の施行に伴う関係政令の整備及び経過措置に関

する政令」と「新型インフルエンザ等対策特別措置法等の
一部を改正する法律の施行に伴う厚生労働省関係省令の整
備等に関する省令」も、2021年2月3日、公布された（令
和3年政令第25号、令和3年厚生労働省令第24号）、また、「新
型インフルエンザ等対策特別措置法等の一部を改正する法
律の施行に伴う関係政令の整備に関する政令」が、同年同
月10日、公布された（令和3年政令第28号）。

9　新型コロナウイルス感染症緊急事態宣言の
　　区域変更（2021年2月26日発出）

(1)　10都府県−6府県＝4都県

　2021年2月26日、新型コロナウイルス感染症緊急事態
宣言に関して、同年3月1日以降は、緊急事態措置を実施
すべき区域が、埼玉県、千葉県、東京都、神奈川県の区域
（4都県の区域）とされることになった、いい方を変えると、
緊急事態措置を実施すべき区域から、岐阜県、愛知県、京
都府、大阪府、兵庫県、福岡県の区域（6府県の区域）が
外れることになった[108]（表④参照）。

　1つ前の段落で述べた区域変更に関して、菅義偉首相は、
2021年2月26日、第56回新型コロナウイルス感染症対策
本部で、次の発言をした。「（著者注…2021年）1月の緊急
事態宣言の発出以降、新規感染者数は目に見えて大きく減
らすことができました。入院者や重症者の数も継続して少
なくなっております。医療機関の厳しい状況は続いており

ますが、現場の皆さんの御負担も、一時に比べれば減って
きていると聞いております。こうした状況を地域ごとに勘
案し、緊急事態宣言の対象区域について、岐阜県、愛知県、
京都府、大阪府、兵庫県及び福岡県の6府県を、2月28日
をもって解除することといたします。埼玉県、千葉県、東
京都、神奈川県については、宣言の期限である3月7日に
向けて、飲食店の時間短縮を始めとするこれまでの対策を
一層徹底してまいります」[109]。

(2) 大事なこと

なお、2021年2月26日、会見で、菅義偉首相は、新型
コロナウイルス感染症緊急事態宣言に関して、次の発言を
した。「今後改めて、今申し上げました1都3県（著者注…
東京都、埼玉県、千葉県、神奈川県）については、解除の判
断を行いますが、（著者注…2021年）3月7日に全てが解除
できるように、正に、感染拡大防止の、飲食の時短を始め
として、やるべきことを徹底して行っていきたい、このよ
うに思います。政府としてはあらゆることを考えておりま
すが、今大事なのは、やはり、感染拡大防止を徹底して
行って、3月7日、全国で解除することが大事だと思いま
す」[110]。

「政府としてはあらゆることを考えておりますが」が付い
ているものの、「今大事なのは、やはり、感染拡大防止を
徹底して行って、3月7日、全国で解除することが大事だ

と思います」と菅義偉首相は発言した。ただ、後述するように、「3月7日、全国で解除する」ということは、実現しなかった。

10　新型コロナウイルス感染症緊急事態宣言の
　　　期間延長（2021年3月5日発出）

（1）緊急事態措置を実施すべき期間の延長

　2021年3月5日、新型コロナウイルス感染症緊急事態宣言に関して、緊急事態措置を実施すべき期間が、同年同月21日まで延長されることになった[111]（表④参照）。

　2020年4月7日に行われた新型コロナウイルス感染症緊急事態宣言に関しては、緊急事態措置を実施すべき期間の延長が1回だけ行われた。そして、延長された期間が満了する前に、新型インフルエンザ等対策特別措置法第32条第5項に基づき、新型コロナウイルス感染症緊急事態解除宣言が行われた[112]。それに対し、2021年1月7日に行われた新型コロナウイルス感染症緊急事態宣言に関しては、緊急事態措置を実施すべき期間の2回目の延長が行われることになった（表④参照）。

　2つ前の段落で述べた期間延長に関して、菅義偉首相は、2021年3月5日、次の①②の発言をした。①は第57回新型コロナウイルス感染症対策本部における発言で、②は記者会見における発言だ。①「国民の皆さんの御協力により、新規感染者数はピーク時から8割以上減少し、宣言の対象

地域においても、ほとんどの指標で当初目指した基準を満たしています。しかしながら、病床のひっ迫状況など、一部には厳しい指標も見られます。この中で、感染拡大を抑え込むと同時に、状況を更に慎重に見極めるために、埼玉県、東京都、千葉県、神奈川県において、緊急事態宣言を3月21日まで延長することとします。1都3県においては、飲食店の時間短縮を始めとするこれまでの対策を、各自治体と連携し徹底してまいります。それ以外の地域についても、緊張感を緩めることなく、感染防止策を続けてまいります」[113]。②「当初お約束した3月7日までに宣言解除することができなかったことは大変申し訳ない思いであり、心よりおわびを申し上げます」[114]。菅義偉首相は、新型コロナウイルスに関係することで、またまた、詫びることになった。菅義偉首相は、自らの会食に関して詫びたこともあったし、副大臣や自由民主党所属議員の会食に関して詫びたこともあったし[115]、自宅療養・宿泊療養中の死亡事例に関して詫びたこともあったし[116]、COCOA（新型コロナウイルス接触確認アプリ）の不具合に関して詫びたこともあった[117]。新型コロナウイルスに関係することで、菅義偉首相は、何度詫びることになるのだろうか（と書いていたら、厚生労働省職員が2021年3月24日に行った送別会に関して、菅義偉首相や田村憲久厚生労働大臣が詫びることになった）[119]。

(2) 感染者数

　ところで、2021年3月5日の記者会見で、菅義偉首相は、次の発言もした。「世界でも、コロナウイルスとの闘いは続いております。しかしながら、欧米に比べて我が国の感染者数は格段に少なく、失業者は諸外国の中でも極めて低い水準にあります。これは、この1年、国民の皆さんや事業者の方々が、真剣に、そして懸命に取り組んでいただいた結果であります[120]」。

　その発言に関して、次のように思った人がいるかもしれない。「菅義偉首相のその発言の『欧米に比べて我が国の感染者数は格段に少なく』という部分に、違和感を覚えた。なぜなら、例えば、菅義偉首相は、『世界でも、コロナウイルスとの闘いは続いております』と発言しているにもかかわらず、感染者数について、東アジアの国である日本を、欧米だけと比較しているからだ。どうして、菅義偉首相は、感染者数について、世界の国々の中で、日本がどういうレベルにあるか、ということを発言しなかったのだろう。どうして、菅義偉首相は、感染者数について、東アジアの国々の中で、日本がどういうレベルにあるか、ということを発言しなかったのだろう。そのように思い、気になったから、厚生労働省ウェブサイト『新型コロナウイルス感染症の現在の状況と厚生労働省の対応について（令和3年3月5日版）』を見た。そうしたら、厚生労働省のその資料には、新型コロナウイルス感染症に関して、次の内

容がある。『令和3年3月5日現在の新型コロナウイルス感染症に関する状況及び厚生労働省の対応についてお知らせします。国内での新型コロナウイルス感染症の感染者は436,728例、死亡者は8,119名となりました』。そして、厚生労働省のその資料には、新型コロナウイルス感染症に関して、感染者が日本より少ない国が多数載っている。また、新型コロナウイルス感染症に関して、東アジアの国・地域の感染者の数は、厚生労働省のその資料によると、次のとおりだ。中国89,952例、韓国91,638例、モンゴル3,153例、香港11,056例、マカオ48例、台湾960例、そして、日本436,728例。つまり、新型コロナウイルス感染症に関して、日本は、東アジアの国々の中で、感染者が圧倒的に多い、桁違いに多い。そういうこともふまえ、先程抱いた疑問について考えたところ、自分の中では、その疑問が解消された。ちなみに、新型コロナウイルス感染症に関して、東アジアの国・地域の死亡者の数は、厚生労働省のその資料によると、次のとおりだ。中国4,636名、韓国1,627名、モンゴル2名、香港201名、マカオ0名、台湾9名、そして、日本8,119名。つまり、新型コロナウイルス感染症に関して、日本は、東アジアの国々の中で、死亡者が圧倒的に多い。要するに、新型コロナウイルス感染症に関して、日本は、東アジアの国々の中で、感染者・死亡者が圧倒的に多い。どうして、日本は、そんなことになってしまったのだろう。菅義偉首相のその発言によると、この1年、国民や事業者は、真剣にそして懸命に取り組んでいたのに……。

　なお、厚生労働省のその資料には、新型コロナウイルス感染症に関して、北朝鮮の感染者・死亡者の数は明記されていない。また、外務省ウェブサイト『国・地域』で、北朝鮮は『その他の地域』とされている」。

　なお、1つ前の段落で述べたように、厚生労働省ウェブサイト「新型コロナウイルス感染症の現在の状況と厚生労働省の対応について（令和3年3月5日版）」には、新型コロナウイルス感染症に関して、感染者数が日本より少ない国が多数載っている。そのことについてだが、厚生労働省のその資料によると、新型コロナウイルス感染症に関して、例えば、ノルウェー、フィンランド、デンマークは、感染者数が日本より少ない。厚生労働省のその資料によると、新型コロナウイルス感染症に関して、感染者数は、日本436,728例、ノルウェー73,493例、フィンランド60,200例、デンマーク214,007例だ。そして、一応述べておくと、ノルウェー、フィンランド、デンマークは、欧州の国だ[ちなみに、厚生労働省ウェブサイト「新型コロナウイルス感染症の現在の状況と厚生労働省の対応について（令和3年3月3日版）」や厚生労働省ウェブサイト「新型コロナウイルス感染症の現在の状況と厚生労働省の対応について（令和3年3月4日版）」によっても、新型コロナウイルス感染症に関して、ノルウェー、フィンランド、デンマークは、感染者数が日本より少ない。そして、先程述べたように、2021年3月5日、菅義偉首相は、2つ前の段落で示した発言をした]。

(3) 東アジアと新型コロナウイルス感染症

2つ前の段落で、東アジアに関して、述べた。

以下、東アジアに関して、さらに、述べる。具体的には、WHO「COVID-19 Weekly Epidemiological Update (Weekly epidemiological update - 9 March 2021)」(2021) と WHO website「WHO Coronavirus (COVID-19) Dashboard」に基づいて、日本、中国、韓国、モンゴル、北朝鮮に関して、述べる。

まず、WHO「COVID-19 Weekly Epidemiological Update (Weekly epidemiological update - 9 March 2021)」(2021) によると、2021年3月7日時点で、累積確認症例数は、日本438,956例、中国102,064例、韓国92,471例、モンゴル3,161例だ、また、累積死亡者数は、日本8,227名、中国4,848名、韓国1,634名、モンゴル2名だ。そして、WHO website「WHO Coronavirus (COVID-19) Dashboard」によると、2021年3月7日時点で、北朝鮮の累積確認症例数は0例、北朝鮮の累積死亡者数は0名だ。この段落で示した数に基づき、2021年3月7日時点の話をすると、日本、中国、韓国、モンゴル、北朝鮮の中で、累積確認症例数が最も多いのも、累積死亡者数が最も多いのも、日本だ（表⑥参照）。

なお、日本、中国、韓国、モンゴル、北朝鮮は、人口が異なる。そこで、それらの人口10万人当たりの累積確認症例数・人口10万人当たりの累積死亡者数に関しても、

述べておく。WHO「COVID-19 Weekly Epidemiological Update (Weekly epidemiological update - 9 March 2021)」（2021）によると、2021年3月7日時点で、人口10万人当たりの累積確認症例数は、日本347.1例、中国6.9例、韓国180.4例、モンゴル96.4例だ。また、人口10万人当たりの累積死亡者数は、日本6.5名、中国0.3名、韓国3.2名、モンゴル0.1名だ。そして、1つ前の段落で示した数に基づくと、2021年3月7日時点で、北朝鮮の人口10万人当たりの累積確認症例数は0.0例、北朝鮮の人口10万人当たりの累積死亡者数は0.0名だ。この段落で示した数に基づき、2021年3月7日時点の話をすると、日本、中国、韓国、モンゴル、北朝鮮の中で、人口10万人当たりの累積確認症例数が最も多いのも、人口10万人当たりの累積死亡者数が最も多いのも、日本だ（表⑥参照）。

　ちなみに、WHO「COVID-19 Weekly Epidemiological Update (Weekly epidemiological update - 9 March 2021)」（2021）によると、2021年3月7日時点で、アジアには、累積確認[122]症例数が日本より多い国、累積死亡者数が日本より多い国、人口10万人当たりの累積確認症例数が日本より多い国、人口10万人当たりの累積死亡者数が日本より多い国が存在した。東アジアに限定せず、アジア全体を見ると、そういう国が存在した、ということだ（表⑦参照）。そして、補足しておくと、アジア以外にも、そういう国は存在した（表⑧参照）。

表⑥東アジアに関する累積確認症例数・累積死亡者数
　（2021 年 3 月 7 日時点）

	累積確認症例数（例）	人口10万人当たりの累積確認症例数（例）	累積死亡者数（名）	人口10万人当たりの累積死亡者数（名）
日本	438,956	347.1	8,227	6.5
中国	102,064	6.9	4,848	0.3
韓国	92,471	180.4	1,634	3.2
モンゴル	3,161	96.4	2	0.1
北朝鮮	0	0.0	0	0.0

　※WHO「COVID-19 Weekly Epidemiological Update（Weekly epidemiological update - 9 March 2021）」（2021）29、WHO website「WHO Coronavirus（COVID-19）Dashboard」に基づいて、筆者が表⑥を作成した。なお、表⑥の日本・中国・韓国・モンゴルに関する数は、WHO「COVID-19 Weekly Epidemiological Update（Weekly epidemiological update - 9 March 2021）」（2021）29に基づく。また、表⑥の北朝鮮に関する数は、WHO website「WHO Coronavirus（COVID-19）Dashboard」に基づく。

表⑦東アジアを除くアジアに関する累積確認症例数・累積死亡者数
　（2021 年 3 月 7 日時点）

	累積確認症例数（例）	人口10万人当たりの累積確認症例数（例）	累積死亡者数（名）	人口10万人当たりの累積死亡者数（名）
インド	11,210,799	812.4	157,756	11.4
インドネシア	1,373,836	502.3	37,154	13.6
カンボジア	987	5.9	0	0.0
シンガポール	60,020	1,025.9	29	0.5
スリランカ	85,336	398.5	493	2.3
タイ	26,370	37.8	85	0.1
ネパール	274,655	942.6	3,010	10.3
パキスタン	588,728	266.5	13,166	6.0
バングラデシュ	549,724	333.8	8,451	5.1
東ティモール	120	9.1	0	0.0

フィリピン	591,138	539.5	12,465	11.4
ブータン	868	112.5	1	0.1
ブルネイ	189	43.2	3	0.7
ベトナム	2,509	2.6	35	0.0
マレーシア	311,777	963.3	1,166	3.6
ミャンマー	142,023	261.0	3,200	5.9
モルディブ	20,663	3,822.6	64	11.8
ラオス	47	0.6	0	0.0
日本（参考）	438,956	347.1	8,227	6.5

※ WHO「COVID-19 Weekly Epidemiological Update（Weekly epidemiological update - 9 March 2021）」（2021）25,28-29 に基づいて、また、外務省ウェブサイト「国・地域 アジア」、外務省ウェブサイト「国・地域」を参考にして、筆者が表⑦を作成した。

表⑧ G7 に関する累積確認症例数・累積死亡者数
　　（2021 年 3 月 7 日時点）

	累積確認症例数（例）	人口10万人当たりの累積確認症例数（例）	累積死亡者数（名）	人口10万人当たりの累積死亡者数（名）
フランス	3,814,830	5,844.4	87,972	134.8
アメリカ	28,602,211	8,641.1	519,075	156.8
イギリス	4,213,347	6,206.5	124,419	183.3
ドイツ	2,500,182	2,984.1	71,900	85.8
日本	438,956	347.1	8,227	6.5
イタリア	3,046,762	5,039.1	99,578	164.7
カナダ	881,761	2,336.3	22,192	58.8

※ WHO「COVID-19 Weekly Epidemiological Update（Weekly epidemiological update - 9 March 2021）」（2021）23,26,29 に基づいて、筆者が表⑧を作成した。

（4）アジアと新型コロナウイルス感染症

　以上で、アジアに関して、述べた。そのアジアに関して
だが、2020年6月16日、第201回国会参議院厚生労働委
員会で、吉永和生厚生労働省大臣官房審議官（当時）は、
次の発言をした。「アジア諸国の中では、フィリピンやイ
ンドネシアなどの国と比較すると、我が国の新型コロナウ
イルス感染症の人口十万人当たりの死亡者数は少ない状況
にございますけれども、委員御指摘のとおり、シンガポー
ルや韓国、台湾と比較すると死亡者数は多くなっていると
いう状況でございます。この原因につきましては、例えば
シンガポールや台湾はSARS（著者注…severe acute respirato-
ry syndrome：重症急性呼吸器症候群）の経験がございます。
また、韓国についてはMERS（著者注…Middle East respira-
tory syndrome：中東呼吸器症候群）の経験がございますので、
こういった過去の経験から周到な準備がなされていること
が要因ではないかというようなことを含め様々な御意見が
ございますが、これにつきましても現時点では確定的なと
ころは分かっていないところでございます。いずれにいた
しましても、我が国といたしまして、今後とも、検査体制
の拡充と併せて、早期診断により患者を軽症段階で確実に
捕捉をし、早期の介入によって重症者、死亡者の発生を防
ぐよう取り組んでまいりたいと考えているところでござい
ます」。

　吉永和生厚生労働省大臣官房審議官（当時）のその発言

の後、日本では、新型コロナウイルス感染症に関して、重
症者・死亡者が多数発生したのだが、それはさておき、以
下、吉永和生厚生労働省大臣官房審議官（当時）のその発
言に関して、述べる。具体的には、①経験・周到な準備、
②日本・フィリピン・インドネシア、③SARS・MERSに
分けて、述べる。

（5）経験・周到な準備と日本の累積死亡者数

①経験・周到な準備に関して。

吉永和生厚生労働省大臣官房審議官（当時）のその発
言をふまえると、次の㋐㋑のことがいえる。㋐日本が、
SARSやMERSの事例を研究し、周到な準備をしていれば、
例えば、SARSを2003年に経験したシンガポール・台湾や、
MERSを2015年に経験した韓国から学び、周到な準備を
していれば、今回、日本の累積死亡者数がもっと少なかっ
た可能性がある。㋑今後も、様々な感染症が日本に流入す
る危険性があるわけだが、日本が、今回の経験を生かして、
周到な準備をし、後日、ある感染症に上手に対応する可能
性がある。

ここで、㋑に関して補足しておくと、2017年6月8日、
第193回国会参議院厚生労働委員会で、福田祐典厚生労働
大臣官房技術・国際保健総括審議官（当時）は、感染症が
日本に流入する危険性について、次の発言をした。「グロー
バル化の進展に伴い、国境を越えた人、物の移動が増加し、

新型インフルエンザ、MERS、エボラ出血熱などの感染症などが我が国に流入するリスクはまさに高まっております。特に、議員御指摘のとおり、二〇一九年にはラグビーワールドカップ、二〇二〇年には東京オリンピック・パラリンピックの開催を控えておりまして、感染症の発生など健康危機事案から国民の健康を守ることは極めて重要な課題でございます」。なお、2020年、東京オリンピック・パラリンピックは開催されなかった。その背景には、感染症の流行、具体的にいうと、新型コロナウイルス感染症の流行があった。[124]

（6）日本・フィリピン・インドネシアと　　新型コロナウイルス感染症

②日本・フィリピン・インドネシアに関して。

吉永和生厚生労働省大臣官房審議官（当時）のその発言には、次の内容がある。「アジア諸国の中では、フィリピンやインドネシアなどの国と比較すると、我が国の新型コロナウイルス感染症の人口十万人当たりの死亡者数は少ない状況にございます」。

その内容に関してだが、WHO「COVID-19 Weekly Epidemiological Update (Weekly epidemiological update - 9 March 2021)」（2021）によると、2021年3月7日時点で、日本は、フィリピンやインドネシアより、人口10万人当たりの累積死亡者数が少ない（表⑦参照）。

また、先程述べたように、WHOに関して、日本と

フィリピンは西太平洋地域に属している。そして、WHO
「COVID-19 Weekly Epidemiological Update (Weekly epide-
miological update - 9 March 2021)」（2021）によると、2021
年3月7日時点で、フィリピンは、同地域で、人口10万人
当たりの累積死亡者数が最も多い国であり、日本は、同地
域で、それが2番目に多い国だ（同地域に関して、国ではな
いものも含めた話をすると、同日時点で、グアムや仏領ポリネ
シアは、フィリピンより、それが多い。[125] 表⑨参照）。

表⑨ WHO の西太平洋地域に関する累積確認症例数・累積死亡者数
（2021 年 3 月 7 日時点）

	累積確認症例数（例）	人口10万人当たりの累積確認症例数（例）	累積死亡者数（名）	人口10万人当たりの累積死亡者数（名）
米領サモア	0	0.0	0	0.0
オーストラリア	29,030	113.8	909	3.6
ブルネイ	189	43.2	3	0.7
カンボジア	987	5.9	0	0.0
中国	102,064	6.9	4,848	0.3
クック諸島	0	0.0	0	0.0
フィジー	63	7.0	2	0.2
仏領ポリネシア	18,459	6,571.2	140	49.8
グアム	7,540	4,467.5	133	78.8
日本	438,956	347.1	8,227	6.5
キリバス	0	0.0	0	0.0
韓国	92,471	180.4	1,634	3.2
ラオス	47	0.6	0	0.0
マレーシア	311,777	963.3	1,166	3.6

マーシャル諸島	4	6.8	0	0.0
ミクロネシア連邦	0	0.0	0	0.0
モンゴル	3,161	96.4	2	0.1
ナウル	0	0.0	0	0.0
ニューカレドニア	58	20.3	0	0.0
ニュージーランド	2,043	42.4	26	0.5
ニウエ	0	0.0	0	0.0
北マリアナ諸島	145	251.9	2	3.5
パラオ	0	0.0	0	0.0
パプアニューギニア	1,583	17.7	16	0.2
フィリピン	591,138	539.5	12,465	11.4
ピトケアン諸島	0	0.0	0	0.0
サモア	4	2.0	0	0.0
シンガポール	60,020	1,025.9	29	0.5
ソロモン諸島	18	2.6	0	0.0
トケラウ	0	0.0	0	0.0
トンガ	0	0.0	0	0.0
ツバル	0	0.0	0	0.0
バヌアツ	1	0.3	0	0.0
ベトナム	2,509	2.6	35	0.0
ウォリス・フツナ	10	88.9	0	0.0

※WHO「COVID-19 Weekly Epidemiological Update（Weekly epidemiological update - 9 March 2021）」（2021）28-29に基づいて、また、WHO website「World Health Organization Western Pacific Region Coronavirus Disease 2019（COVID-19）External Situation Report #44」4、WHO website「Western Pacific Coronavirus（COVID-19）outbreak Regional dashboard」、WHO website「Countries」を参考にして、筆者が表⑨を作成した。

（7）累積確認症例数0例・累積死亡者数0名の国

（WHOの）西太平洋地域に関する話をもう少し続ける。

　2021年3月7日時点で、西太平洋地域に属している国の中には、累積確認症例数0例・累積死亡者数0名の国が複数存在する、例えば、島国であるトンガ・パラオ（表⑨、WHO website「WHO Coronavirus (COVID-19) Dashboard」参照）。

　ただ、トンガやパラオも、新型コロナウイルスの影響を受けた。

　そのことについてだが、まず、外務省ウェブサイト「トンガに対する感染症対策及び保健・医療体制整備のための支援（無償資金協力）に関する交換公文の署名」には、トンガに関して、次の内容がある。「トンガは、早期に入国制限措置がとられたことにより、現時点においても新型コロナウイルスの感染は確認されていませんが、入国制限により人的・物的往来が制限されたことで、経済的に大きな打撃を受けています」。また、2020年8月24日、BBCは、「Ten countries kept out Covid. But did they win?」という題名の記事で、新型コロナウイルスがパラオの観光産業に与えた悪影響に関して、報道した。

（8）SARS・MERSとヒトに感染するコロナウイルス

　③SARS・MERSに関して。

HCoV-229E（human coronavirus 229E）、HCoV-OC43（human coronavirus OC43）、HCoV-NL63（human coronavirus NL63）、HCoV-HKU1（human coronavirus HKU1）、SARS-CoV（severe acute respiratory syndrome coronavirus）、MERS-CoV（Middle East respiratory syndrome coronavirus）、SARS-CoV-2（severe acute respiratory syndrome coronavirus 2）は、ヒトに感染するコロナウイルスだ（表⑩参照）。本書の冒頭で述べたように、今回、新型コロナウイルスといわれているのがSARS-CoV-2だ、SARS-CoV-2は、新型コロナウイルス感染症といわれているCOVID-19の原因ウイルスだ。

そして、吉永和生厚生労働省大臣官房審議官（当時）のその発言で言及されているSARS・MERSに関してだが、SARSはSARS-CoVを原因ウイルスとする、また、MERSはMERS-CoVを原因ウイルスとする。

なお、ヒトに日常的に感染するコロナウイルスは、HCoV-229E、HCoV-OC43、HCoV-NL63、HCoV-HKU1だ。風邪の10% 〜 15%（流行期35%）は、それら4種のコロナウイルスを原因とする。多くの感染者は軽症だ、ただ、高熱を引き起こすこともある。[126]

表⑩ Common human coronaviruses・Other human
　coronaviruses

	virus	virus type
Common human coronaviruses	HCoV-229E	alpha coronavirus
	HCoV-OC43	beta coronavirus
	HCoV-NL63	alpha coronavirus
	HCoV-HKU1	beta coronavirus
Other human coronaviruses	SARS-CoV	beta coronavirus
	MERS-CoV	beta coronavirus
	SARS-CoV-2	beta coronavirus

※ CDC website「Human Coronavirus Types」、CDC website「About COVID-19
Source of the Virus」、Nisreen M.A. Okba, Marcel A. Müller, et al. Severe Acute
Respiratory Syndrome Coronavirus 2–Specific Antibody Responses in Coronavirus
Disease Patients. Emerging Infectious Diseases. 2020; 26 (7): 1483に基づいて、筆
者が表⑩を作成した。

11　新型コロナウイルス感染症緊急事態の終了
　　（2021年3月18日発出）とリバウンド

(1)　新型コロナウイルス感染症緊急事態の終了に
　　　関する公示とリバウンド

　2021年3月18日、新型コロナウイルス感染症緊急事態
宣言について、緊急事態措置を実施すべき期間とされてい
る同年同月21日をもって、緊急事態が終了する旨が公示
された（「新型コロナウイルス感染症緊急事態の終了に関する
公示〔2021年3月18日〕」、表④参照）[127]。

　2021年3月18日、第58回新型コロナウイルス感染症対
策本部で、菅義偉首相は、新型コロナウイルス感染症緊急
事態の終了に関して、次の発言をした。「（著者注…2021年）

1月の緊急事態宣言の発出以降、飲食店の時間短縮を中心としてピンポイントで行った対策は大きな成果をあげ、1都3県の新規感染者数は8割以上減少しております。病床のひっ迫が続いていた千葉県などにおいても、病床使用率は50パーセントという解除の目安を下回って40パーセント以下になっております。こうした状況を踏まえ、埼玉県、千葉県、東京都、神奈川県について、（著者注…2021年）3月21日をもって、緊急事態宣言を解除することといたします。しかしながら、感染者数には横ばい、あるいは微増の傾向が見られ、リバウンドも懸念されております。宣言の解除に当たり、本日、感染の再拡大を防ぐため、5本の柱からなる総合的な対策を決定いたしました[129]」。

　なお、菅義偉首相のその発言に対しては、「『埼玉県、千葉県、東京都、神奈川県について、3月21日をもって、緊急事態宣言を解除する』ということには反対だ」という反対意見があった。その反対意見に関してだが、まず、厚生労働省「最近の感染状況等について［令和3年3月18日（木）］」（2021年）には、「感染状況の分析」として、次の内容がある。「緊急事態措置区域の1都3県では、市民や事業者の長期間にわたる協力により新規感染者の減少が続いていたが、3月上旬以降、他地域と比べても高い水準で横ばいから微増[130]」。また、2021年3月18日、NHKは、次の報道をした。「東京都内で（著者注…2021年3月）18日、新たに323人が新型コロナウイルスに感染していることが確認されました。1日の感染確認は1週間前の木曜日を下

100

回った一方で、18日までの7日間平均は前の週を上回り
ました[131]」。そのような状況を背景として、その反対意見が
あった、すなわち、「『埼玉県、千葉県、東京都、神奈川県
について、3月21日をもって、緊急事態宣言を解除する』
ということには反対だ」という反対意見があった。緊急事
態宣言下でもそのような状況なのに、緊急事態宣言を解除
してしまったら、新型コロナウイルスの感染再拡大が大変
なことになってしまうおそれがある、だから、そんなこと
には反対だ、(2021年3月22日以降、春のイベントが行われ
る時期が数週間続く、ということや、2020年、春に感染拡大し、
2020年4月7日に緊急事態宣言が行われた、ということをふま
えると、尚更だ、)といった意見だ。ちなみに、「緊急事態
宣言解除後の地域におけるリバウンド防止策についての提
言〔2021年2月25日 新型コロナウイルス感染症対策分科会〕」に
は、「新型コロナウイルス感染症の感染再拡大(リバウン
ド)」とある。そして、その提言は、「緊急事態宣言が解除
されると、社会の雰囲気として感染防止策が疎かになる懸
念もある」「緊急事態宣言が解除されると、人々の意識が
変わり、感染防止策が疎かになりやすく、リバウンドが誘
発される懸念がある」としている。

　以上で述べたことに関して補足しておくと、朝日新聞
は、2021年3月20日〜同年同月21日、全国世論調査(電
話)を行った。そして、その世論調査では、新型コロナウ
イルス感染症緊急事態宣言に関して、次の質問がされた。
「政府は、東京都などに出していた緊急事態宣言を21日で

解除することを決めました。あなたは、この解除のタイミングについて、どう思いますか。（択一）」。その質問に対する回答は、「早すぎる」51%、「適切だ」32%、「遅すぎる」11%、「その他・答えない」6%だった[132]。割合が最も高かったのが「早すぎる」であり、その割合は50%を超えていた。

（2）感染拡大を2度と起こしてはいけないという決意

　2021年3月18日、菅義偉首相は、新型コロナウイルス感染症緊急事態の終了に関して、記者会見を行った。その記者会見で、菅義偉首相は、次の発言をした。「先ほど新型コロナ対策本部を開催し、埼玉県、千葉県、東京都、神奈川県について、（著者注…2021年）3月21日をもって緊急事態宣言を解除することを決定いたしました。（中略）感染拡大を二度と起こしてはいけない、その決意を今回の宣言解除に当たり、改めて私自身、自らにも言い聞かせております[133]」。

　その記者会見で、菅義偉首相は、次の感染拡大に備えた医療体制の強化に関しても発言していたが、1つ前の段落で示したように、感染拡大を2度と起こしてはいけないという決意を語っていた。

　ただ、その記者会見が行われた2021年3月18日の8日後、同年同月26日、NHKは、「新型コロナ　感染急拡大地域も　各地の1週間平均の増減は」という題名の記事で、

国内で起こっている感染拡大に関して、報道した。

（3）医療体制と危機管理

　ところで、2つ前の段落で述べたように、2021年3月18日の記者会見で、菅義偉首相は、次の感染拡大に備えた医療体制の強化に関しても、発言していた。そのことに関してだが、その記者会見で、菅義偉首相は、次の発言をした。「第5の柱が、次の感染拡大に備えた医療体制の強化です。今回は、急速な感染拡大に十分に対応できず、各地でコロナ病床や医療スタッフが不足する事態となりました。各都道府県において、今回のような感染の急拡大に対応できるように準備を進めています」[134]。

　「年初来の新型コロナウイルス対策の経験をいかして、めりはりの効いた感染対策を行い、検査体制を充実させ、必要な医療体制を確保します」[135]、菅義偉首相は、2020年9月16日、記者会見で、そう発言していたわけだが、その後、菅内閣下の日本でどういうことが起こったかというと、急速な感染拡大に十分に対応できず、各地でコロナ病床や医療スタッフが不足する事態が生じてしまった。

　「他国における感染拡大をふまえ、菅内閣下で起こったレベルの感染拡大には、十分に対応できるようにしておいてほしかった」と思う人がいるだろう。

　2000年2月2日、第147回国会参議院本会議で、小渕恵三首相（当時）は、危機管理に関して、次の発言をした。「御

指摘のように、何が起こるかわからないというのが危機管理の本質であります。したがって、発生の際に最悪の状況を想定しながら先手先手と手を打つのが鉄則であります。平素から最悪のシナリオをもとにどれだけの準備がなされているかが、危機の際の対処の明暗を分けることになります」。

また、2020年3月9日、第201回国会参議院予算委員会で、安倍晋三首相（当時）は、危機管理に関して、次の発言をした。「危機管理という観点からは、常に最悪の事態を想定し、あらかじめ備えることが重要と認識しています」。

菅内閣は、新型コロナウイルスに関して、危機管理を適切に行っているのだろうか。以上で述べたことをふまえ、「菅内閣は、新型コロナウイルスに関して、危機管理を適切に行っていない」と思う人がいるだろう。

なお、6つ前の段落で述べたように、2021年3月18日、菅義偉首相は、次の発言をした。「各都道府県において、今回のような感染の急拡大に対応できるように準備を進めています」。その発言を聞いて、次のような懸念を抱いた人がいるだろう。「今回のような感染の急拡大より酷い感染の急拡大が起こったら、どうなってしまうのだろうか。今回のような感染の急拡大より酷い感染の急拡大が起こる可能性はある、例えば、新型コロナウイルスの変異株を原因として」。

そのような懸念に関してだが、新型コロナウイルスの

新規変異株VOC-202012/01、501Y.V2、501Y.V3 を VOC
と総称するとしている国立感染症研究所「感染・伝播性
の増加や抗原性の変化が懸念される新型コロナウイルス
（SARS-CoV-2）の新規変異株について（第7報）（2021年3
月3日14:00時点）」（2021年）には、次の内容がある。「国
内においても、VOCの感染者やクラスターの報告が増加
しつつあり、VOC感染者の大半は渡航歴が無い。大都市
圏を中心に緊急事態宣言が発出され新規感染者が減少傾向
の中、VOCの感染者は増加傾向にあり、諸外国と同様に
国内でも VOC-202012/01 の占める割合が増加していく可
能性がある。これら VOC はウイルスの感染・伝播性が増
加している可能性があることから、主流株としてまん延し
た場合には、従来と同様の対策では、これまで以上の患者
数や重症者数の増加につながり、医療・公衆衛生体制を急
速に圧迫するおそれがある」[136]。

12　新型コロナウイルス感染症まん延防止等
　　重点措置に関する公示

（1）　新型コロナウイルス感染症まん延防止等重点措置に
　　関する公示と新型インフルエンザ等対策特別措置法

　2021年4月1日、新型インフルエンザ等対策特別措置
法第31条の4第1項に基づき、新型コロナウイルス感染
症まん延防止等重点措置に関する公示が行われた（新型イ
ンフルエンザ等対策特別措置法第31条の4は、先程述べた新
型インフルエンザ等対策特別措置法等の一部を改正する法律に

よって新設された)。

「新型コロナウイルス感染症まん延防止等重点措置に関する公示〔2021年4月1日〕」によると、まん延防止等重点措置を実施すべき期間（新型インフルエンザ等対策特別措置法第31条の4第1項第1号）は、2021年4月5日から同年5月5日までだ。ただし、まん延防止等重点措置を実施する必要がなくなったと認められるときは、同法第31条の4第4項に基づき、速やかにまん延防止等重点措置を集中的に実施する必要がある事態が終了した旨を公示することとする、とされた。また、「新型コロナウイルス感染症まん延防止等重点措置に関する公示〔2021年4月1日〕」によると、まん延防止等重点措置を実施すべき区域（同法第31条の4第1項第2号）は、宮城県、大阪府、兵庫県の区域（3府県の区域）[137]だ。

(2) 新型コロナウイルス感染症まん延防止等重点措置と新型コロナウイルス感染症緊急事態宣言

2021年4月1日、第59回新型コロナウイルス感染症対策本部で、菅義偉首相は、新型コロナウイルス感染症まん延防止等重点措置に関して、次の発言をした。「本日、宮城県、大阪府、兵庫県について（著者注…2021年）4月5日から5月5日までの期間、まん延防止等重点措置を実施することを決定いたしました。この3つの自治体においては、新規感染者数が特定の地域を中心に急速に増加していること、医療提供体制のひっ迫が懸念されていることなど

106

から、実施を決定いたしました。今回が初めての実施とな
る、この重点措置は、区域・期間を限定して集中的に対策
を講じることで、緊急事態宣言に至ることを防ぎ、感染拡
大を食い止めるものであります」[138]。

　菅義偉首相のその発言を聞いて、次の①②のように思っ
た人がいるかもしれない。①「感染拡大がまた起こったの
か、しかも、感染急拡大が[139]。今回の感染拡大で、日本の
累積死亡者数は何名増加するのだろうか。WHO website
『WHO Coronavirus (COVID-19) Dashboard』によると、
日本の累積死亡者数は、2021年1月1日時点で3,460名、
同年2月1日時点で5,722名、同年3月1日時点で7,887
名、同年4月1日時点で9,162名だ。同年4月中に、日本
の累積死亡者数が10,000名を超えても全く驚かない」、②
「まん延防止等重点措置がそういうものなら、もっと早く、
新型インフルエンザ等対策特別措置法とその関係法令を改
正して、その措置を実施できるようにしておけば良かった
のに。そして、その措置を実施することによって、2回目
の緊急事態宣言に至るのを防げば良かったのに。まん延防
止等重点措置を創設する法律案、すなわち、新型インフル
エンザ等対策特別措置法等の一部を改正する法律案[140]を閣議
決定し、国会に提出したのが、2回目の緊急事態宣言が行
われた2021年1月7日から2週間以上経過した同年同月
22日というのは、いくらなんでも遅すぎるよね」。

　また、2021年4月1日、会見で、記者から、新型コロ
ナウイルス感染症まん延防止等重点措置・新型コロナウイ

ルス感染症緊急事態宣言に関して、次の質問がされた。「今回の措置で十分な効果が得られなかった場合、再び緊急事態宣言を出すっていうことは検討されるのでしょうか」。その質問に対して、菅義偉首相は、次の回答をした。「いや、ですから、緊急事態宣言に行かないような、また、感染拡大防止につながるような対応策であります[141]」。今回、新型コロナウイルス感染症緊急事態宣言が行われていないということは、宮城県民、大阪府民、兵庫県民等の心理・行動に、どのような影響を与えるのだろうか。そして、今回の対応策によって、新型コロナウイルス感染症緊急事態宣言に至ることを防げるのだろうか。

V 東京オリンピック・パラリンピックと
新型コロナウイルス感染症

1 東京オリンピック・パラリンピックの延期と
パンデミック

　2020年3月24日、安倍晋三首相（当時）とIOC（International Olympic Committee）のトーマス・バッハ会長が、電話会談を行った。同日、会見で、安倍晋三首相（当時）は、その電話会談に関して、次の発言をした。「遅くとも2021年の夏までに東京オリンピック・パラリンピックを開催するということで合意いたしました[142]」。

　その合意がされた背景には、新型コロナウイルス感染症の流行があった[143]。ちなみに、WHOは、2020年3月11日、新型コロナウイルス感染症について、パンデミック（世界的な大流行）といえる、と表明している[144]。

　そして、その合意の後、東京オリンピック・パラリンピックの新たな日程（延期後の日程）が決定された。東京オリンピックの新たな日程は、2021年7月23日〜同年8月8日となり、東京パラリンピックの新たな日程は、同年8月24日〜同年9月5日となった[145]。東京オリンピック・パラリンピックは、約1年延期された[146]（表⑪参照）。東京オリンピック・パラリンピックは、史上初の延期となったオリ

ンピック・パラリンピックだ。[147]

　なお、東京オリンピック・パラリンピックのその延期を受けて、2020年5月29日、安倍内閣は、「平成三十二年東京オリンピック競技大会・東京パラリンピック競技大会特別措置法等の一部を改正する法律案」を閣議決定し、国会に提出した[148]（第201回国会閣法第56号）。同法律案は、菅内閣発足後の2020年11月27日、成立した。そして、2020年12月4日、「平成三十二年東京オリンピック競技大会・東京パラリンピック競技大会特別措置法等の一部を改正する法律」が公布された（令和2年法律第68号）。同法の施行期日は2020年12月28日だ〔同法附則第1項、「平成三十二年東京オリンピック競技大会・東京パラリンピック競技大会特別措置法等の一部を改正する法律の施行期日を定める政令」（令和2年政令第372号）〕。同法によって複数の法律が改正されたのだが、ここでは、同法による「平成三十二年東京オリンピック競技大会・東京パラリンピック競技大会特別措置法」（平成27年法律第33号）の改正に関して述べておくと、例えば、題名が「令和三年東京オリンピック競技大会・東京パラリンピック競技大会特別措置法」に改められたり、第32条第2項が新設されたりした。そして、その令和三年東京オリンピック競技大会・東京パラリンピック競技大会特別措置法（平成27年法律第33号）第32条第2項に基づき、国民の祝日については、2021年に限り、「海の日」が7月22日、「スポーツの日」が7月23日、「山の日」が8月8日となる。2021年の7月22日はオリンピック開[149]

会式前日、7月23日はオリンピック開会式当日、8月8日はオリンピック閉会式当日だ（表⑫参照）。ちなみに、国民の祝日に関する法律（昭和23年法律第178号）第3条第2項に基づき、2021年8月9日は休日（いわゆる「振替休日」）となる。

　また、東京オリンピック・パラリンピックの新たな日程が決定された後、2020年7月17日、「経済財政運営と改革の基本方針2020 ～危機の克服、そして新しい未来へ～」が閣議決定された。その基本方針には、東京オリンピック・パラリンピックに関して、次の内容がある。「来夏に開催する復興五輪としての2020年東京オリンピック・パラリンピック競技大会の成功に向け、感染症・暑さ対策や国際競技力の強化等を進め、人類が感染症に打ち勝った証として大会を開催し、レガシーを創出する」［なお、その基本方針の冒頭部分には、「新型コロナウイルス感染症（以下『感染症』という。）」とある］。

表⑪東京オリンピック・パラリンピックの日程

	当初	延期後
東京オリンピック	2020年7月24日～ 2020年8月9日	2021年7月23日～ 2021年8月8日
東京パラリンピック	2020年8月25日～ 2020年9月6日	2021年8月24日～ 2021年9月5日

※内閣官房ウェブサイト「国会提出法案（第201回 通常国会）平成三十二年東京オリンピック競技大会・東京パラリンピック競技大会特別措置法等の一部を改正する法律案概要」1頁、Olympic Games website「IOC, IPC, Tokyo 2020

Organising Committee and Tokyo Metropolitan Government announce new dates for the Olympic and Paralympic Games Tokyo 2020」に基づいて、筆者が表⑪を作成した。

表⑫海の日・スポーツの日・山の日に関する 2021 年の特例措置

国民の祝日	例年	2021 年の特例措置
海の日	7月の第3月曜日	7月22日（木曜日） オリンピック開会式前日
スポーツの日	10月の第2月曜日	7月23日（金曜日） オリンピック開会式当日
山の日	8月11日	8月8日（日曜日） オリンピック閉会式当日

※国民の祝日に関する法律第3条第2項に基づき、2021年8月9日（月曜日）は休日となる。
※国民の祝日に関する法律第2条、令和三年東京オリンピック競技大会・東京パラリンピック競技大会特別措置法第32条第2項、首相官邸ウェブサイト「2021年の祝日移動について」、内閣府ウェブサイト「『国民の祝日』について」に基づいて、筆者が表⑫を作成した。

2 復興五輪と復興オリンピック・パラリンピック

（1）東京オリンピック・パラリンピックと復興

　ところで、1つ前の段落で示した内容には、「復興五輪としての2020年東京オリンピック・パラリンピック競技大会」とある。それに表れているが、東京オリンピック・パラリンピックは復興と密接な関係がある。以下、そのことに関して、述べる。具体的には、①復興五輪、②復興オリンピック・パラリンピックに分けて、述べる。

(2) 復興五輪

　①復興五輪に関して。

　まず、復興庁ウェブサイトには、復興五輪ポータルサイトが存在する。そして、そのポータルサイトには、復興五輪に関して、次の内容がある。「『復興五輪』は、〇東日本大震災に際して、世界中から頂いた支援への感謝や、復興しつつある被災地の姿を世界に伝え、国内外の方々に被災地や復興についての理解・共感を深めていただくこと 〇大会に関連する様々な機会に活用される食材や、競技開催等をきっかけとして来ていただいた被災地の観光地等を通じて、被災地の魅力を国内外の方々に知っていただき、更に被災地で活躍する方々とのつながっていただくことで、大会後も含め『買ってみたい』『行ってみたい』をはじめとする被災地への関心やつながりを深めていただくこと〇競技開催や聖火リレー等、被災地の方々に身近に感じていただける取組を通じて、被災地の方々を勇気付けること等により、復興を後押しすることを主眼とするものです。これは、2020年東京オリンピック・パラリンピック競技大会の理念の一つとして大会招致の時から掲げられてきたものであり、こうした目標が達成できるように復興の情報発信などに取り組んでいます[151]」。その内容をふまえると、東京オリンピック・パラリンピックには、復興五輪という重要な側面があるといえる。

　そういう復興五輪に関してだが、まず、2014年9月29

日、第187回国会参議院本会議で、安倍晋三首相（当時）は、次の発言をしている。「二〇二〇年のオリンピック・パラリンピックは、何としても復興五輪としたい」。また、2020年3月11日付けの「衆議院議長談話（東日本大震災九周年に当たっての追悼の言葉）」には、「『復興五輪』として開催される東京オリンピック・パラリンピック」とある。[152]

（3）復興オリンピック・パラリンピック

②復興オリンピック・パラリンピックに関して。

まず、東京都オリンピック・パラリンピック準備局ウェブサイトには、復興オリンピック・パラリンピックに関して、次の内容がある。「東京2020大会の原点は、『復興オリンピック・パラリンピック』です」。[153]

2019年6月21日に閣議決定された「経済財政運営と改革の基本方針2019〜『令和』新時代：『Society 5.0』への挑戦〜」では、そういう復興オリンピック・パラリンピックに関して、次の説明がされている。「東日本大震災からの復興を後押しするとともに、復興に向かいつつある被災地の姿を世界に発信する機会として位置付けられた2020年東京オリンピック・パラリンピック競技大会」。

そして、2020年8月25日付けの内閣官房オリパラ事務局＝復興庁「復興オリンピック・パラリンピックに係る政府の取組 —— 2021年に開催される2020年東京大会開催を契機に『被災地復興』を後押しする政府の取組について」

（2020年）には、復興オリンピック・パラリンピックに関して、次の内容がある。「2021年に開催される2020年東京オリンピック競技大会・パラリンピック競技大会（中略）は、復興オリンピック・パラリンピックと位置づけられており、大会が延期になった現在も、その重要性は変わることはなく、本年6月にIOCと組織委員会が公表した大会の位置づけにおける『共通理念』[154]においても、『復興』が大会の重点の1つとして改めて確認された」[155]。

（4）消えた復興五輪

　なお、2021年3月11日、朝日新聞は、復興五輪に関して、次の報道をした。「菅義偉首相は（著者注…2021年3月）11日の『東日本大震災10周年追悼式』での式辞で、昨年の献花式で当時の安倍晋三首相が触れた『復興五輪』に言及しなかった。加藤勝信官房長官は記者会見で理由を問われたが、（中略）言葉を濁し、明確な説明をできなかった」[156]。

　その報道に関してだが、2020年3月11日、東日本大震災・総理大臣官邸献花式で、安倍晋三首相（当時）は、追悼の言葉を述べた（東日本大震災9周年追悼式は、新型コロナウイルスの感染拡大の影響で、開催中止となった。そして、その代わりに、総理大臣官邸で献花式が行われた[157]）。その追悼の言葉の中で、安倍晋三首相（当時）は、復興五輪について、次の発言をした。「世界の多くの方々に、復興五輪と言うべき本年のオリンピック・パラリンピックなどの機会

を通じて、復興しつつある被災地の姿を実感していただきたいと思います」[158]。

　それに対し、2021年3月11日の東日本大震災10周年追悼式で追悼の言葉を述べた菅義偉首相は、その追悼の言葉の中で、復興五輪や復興オリンピック・パラリンピックに言及しなかった[159]。

　2021年3月11日、記者会見で、加藤勝信内閣官房長官は、首相の追悼の言葉の作成に関して、次の説明をした。「総理の追悼の言葉でありますけれども、これは、あの、毎年の言葉を、なども踏まえつつ、作成されているものと承知をしておりまして」[160]。

　その説明によると、首相の追悼の言葉は、毎年の言葉等をふまえつつ、作成されている。首相の追悼の言葉がそのように作成されているからか、安倍晋三首相（当時）の2020年の追悼の言葉と、菅義偉首相の2021年の追悼の言葉には、完全に一致している文章が複数存在する[161]。ただ、以上で述べたように、安倍晋三首相（当時）は、2020年の追悼の言葉の中で、復興五輪に言及したが、菅義偉首相は、2021年の追悼の言葉の中で、復興五輪や復興オリンピック・パラリンピックに言及しなかった。具体的な理由は不明だが、とにかく、首相の追悼の言葉から、復興五輪は消えた。

3　打ち勝った証

(1)　第75回国連総会における一般討論演説等

　さて、東京オリンピック・パラリンピックの新たな日程が決定された後、2020年9月16日、菅内閣が発足した。そして、菅義偉首相は、在任初期から、度々、東京オリンピック・パラリンピックの開催について、「人類が〜に打ち勝った証として」と発言している。〜に入る具体的な文言は、ウイルスや感染症に関する文言だ。

　例えば、まず、2020年9月26日、菅義偉首相は、第75回国連総会における一般討論演説（事前録画）で、東京オリンピック・パラリンピックの開催について、次の発言をした。「来年の夏、人類が疫病に打ち勝った証として、東京オリンピック・パラリンピック競技大会を開催する決意です」[162][その発言に関して補足しておくと、その発言の英訳は、外務省等によると、次のとおりだ。「In the summer of next year, Japan is determined to host the Tokyo Olympic and Paralympic Games as proof that humanity has defeated the pandemic[163]」。その英訳に基づいて、海外で、その発言に関する報道がされた。例えば、Reuters website「Japan PM tells U.N. Tokyo is determined to host Olympics next year (26 September 2020)」、Sky Sports website「Olympics will proceed in 2021 'as proof of pandemic's defeat', says Japan's PM (26 September 2020)」、Al Jazeera website「Japan's Suga tells UN Tokyo is 'determined' to host Olympics (26 September 2020)」参照]。

また、2020年10月23日、第17回東京オリンピック競技大会・東京パラリンピック競技大会推進本部で、菅義偉首相は、東京オリンピック・パラリンピックの開催について、次の発言をした。「東京オリンピック・パラリンピック競技大会は、人類が新型コロナウイルスに打ち勝った証として開催し、東日本大震災の被災地が見事に復興を成し遂げた姿を世界へ向けて発信する場にしたいと思います」[164]。

　そしてまた、2020年10月26日、菅義偉首相は、第203回国会における所信表明演説で、東京オリンピック・パラリンピックの開催について、次の発言をした。「来年の夏、人類がウイルスに打ち勝った証として、東京オリンピック・パラリンピック競技大会を開催する決意です」[165]。

　なお、内閣官房東京オリンピック・パラリンピック推進本部事務局「ホストタウン等における選手等受入れマニュアル作成の手引き（令和2年11月）」（2020年）には、東京オリンピック・パラリンピックの開催について、次の内容がある。「東京大会を新型コロナウイルス感染症に打ち勝った証として開催し、東日本大震災の被災地が復興を成し遂げつつある姿を世界に発信する場とすべく、関係者が一丸となって準備を進めている」[166]。

（2）打ち勝った証とは何か

　以上で述べたように、菅義偉首相は、在任初期から、度々、東京オリンピック・パラリンピックの開催について、

「人類が〜に打ち勝った証として」と発言している。菅義偉首相のそういう発言が目立ち、菅内閣下では、復興五輪、復興オリンピック・パラリンピックの影が薄い、と思っている人がいるかもしれない。

　さて、2021年1月27日、第204回国会参議院予算委員会で、石橋通宏参議院議員は、菅義偉首相のそういう発言に関して、次の質問をした。「総理、よく総理は、コロナに打ちかったあかしとして、打ちかったあかしって何ですか」。

　その質問に対して、菅義偉首相は、次の発言をした。「コロナの感染拡大が防止された、まあそういう中だというふうに思っています」。

　菅義偉首相は、そう発言し、演台を離れたが、山本順三委員長が「菅内閣総理大臣、もう一度お願いします」と発言した。そして、菅義偉首相は、次の発言をした。「コロナの感染拡大が防止、拡大を阻止をして、そして蔓延する、そうしたことがないような日常の生活をできるような、そうしたことだというふうに思っています」。

　外務省によると、2021年2月19日午後11時から約90分間、菅義偉首相は、G7首脳テレビ会議に出席した。そして、同省によると、菅義偉首相は、人類が新型コロナウイルスに打ち勝った証として、東京オリンピック・パラリンピックを開催する決意を述べた。[167]

　2021年夏、人類が新型コロナウイルスに打ち勝った証として、東京オリンピック・パラリンピックを開催するこ

とはできるのだろうか。

(3) 不思議の国日本

　以上で述べたことに関して補足しておくと、東京オリンピック・パラリンピックの開催について、次の①②のような報道がされないことを願っている。①「2021年7月、人類が新型コロナウイルスと戦っている中[168]、不思議の国日本では、人類が新型コロナウイルスに打ち勝った証として、東京オリンピックが開催されている。世界で累積確認症例数・累積死亡者数がどんどん増加している現状は、日本の眼中にないのだろう」、②「日本では、人類が新型コロナウイルスに打ち勝った証として、東京オリンピック・パラリンピックが開催された。その日本で、今、新型コロナウイルスの感染が広がっている[169]。そういう証として東京オリンピック・パラリンピックが開催されたことを原因に、日本では、社会の雰囲気が変わり、感染防止策が疎かになっていた。今、日本は、痛感しているだろう、人類は新型コロナウイルスに打ち勝っていないと」。

4　ステージⅣ・新型コロナウイルス感染症緊急事態宣言と東京オリンピック・パラリンピック

　2021年1月27日、第204回国会参議院予算委員会で、橋本聖子国務大臣（当時）は、東京オリンピック・パラリ

ンピックに関して、次の発言をした［橋本聖子国務大臣（当時）は、現在、東京2020組織委員会会長だ］。「開催はもう決定しております。そこで、安心と安全の大会にどうしていくかということがまだ決められておりませんので、これから観客等につきましても、安心と安全、コロナ対策がしっかりと講じていなければ開催に向けて準備を進めることができないということでありますので、その線についてしっかりと今準備に進めていくということであります」。

　橋本聖子国務大臣（当時）のその発言に対して、石橋通宏参議院議員は、次の発言をした。「ちょっと驚くべき話ですが、じゃ、仮に第四波で、ステージ三、ステージ四でもやるんですか」。

　石橋通宏参議院議員のその発言に対して、橋本聖子国務大臣（当時）は、次の発言をした。「国内外の感染状況を踏まえながら検討していかなければいけないというふうに思っております。今のところ、国内の医療機関についても地域医療に支障を来すようなことがあってはならないということでありますので、あくまでも安心と安全の大会が開催ができるようにしっかりと対策を講じていくということで、中間整理に基づいて、これからコロナ対策調整会議の下で三月までにしっかりとした基準を示していきたいというふうに思っております」。

　それらの発言（1つ前〜3つ前の段落で示した発言）を聞いて、次のように思った人がいるかもしれない。「ステージⅢ、ステージⅣ[170]でも、東京オリンピック・パラリンピッ

クが、安心と安全の大会として（安心と安全の大会と宣伝され）、開催される可能性があるようだ。北海道の札幌を中心に感染が急速に広がり、北海道で感染状況が深刻化し、かつ、新型コロナウイルス感染症緊急事態宣言の対象地域である北海道で不要不急の外出の自粛が要請されている（新型インフルエンザ等対策特別措置法第45条第1項）時に、札幌で東京オリンピックのマラソン・競歩が行われ[171]、選手がマスクを着用せずに外を走りあるいは歩き、観客・報道関係者等が色々な所から札幌に多数来て滞在する、なんていうことになったら、記憶に残る出来事になりそうだ」。

5 海外からの観客の受け入れ断念

(1) 海外からの観客の受け入れ断念とチケットの払い戻し

2021年3月20日、東京オリンピック・パラリンピックに関して、海外からの観客の受け入れを断念することが決定された[172]。新型コロナウイルス感染症の世界的な流行や、日本を含め世界各国で国境をまたぐ往来が厳しく制限されているということ等が、その決定の背景にあった。また、海外在住者が東京2020組織委員会から購入したオリンピック・パラリンピックのチケットは、払い戻しされる、と同日発表された[173]。

(2) 海外からの観客の受け入れ断念と海外の報道

　そして、もちろん、その決定に関しては、海外でも報道がされた。

　例えば、2021年3月20日、BBCは、「Tokyo 2020: No international fans at Olympics and Paralympics」という題名の記事で、その決定に対する様々な人の思いを報道した。そして、例えば、「海外のオリンピックに行きたい」という父親の夢を叶えるために、チケットを用意していた、という人は、悲しい日だ、と述べるとともに、今、その父親が認知症になっているという事情を明かし、おそらくこれが最後のチャンスだった、と述べている。なお、BBCは、その記事で、東京オリンピック・パラリンピックに関して、他のことも報道し、例えば、日本で起こった辞任に発展した問題［森喜朗東京2020組織委員会会長（当時）の女性に関しての発言に係る問題と、オリンピッグ（Olympig）に係る問題］や、大会コストの増加や、日本の世論について、報道した。

6　東京オリンピック・パラリンピックの成功と　　国民の理解・協力

(1) 東京オリンピック・パラリンピックの開催に　　関する世論

　ここで、東京オリンピック・パラリンピックの開催に関する最近の世論について、述べておく。先程述べたように、

朝日新聞は、2021年3月20日〜同年同月21日、全国世論調査（電話）を行った。そして、その世論調査では、東京オリンピック・パラリンピックの開催に関して、次の質問がされた。「あなたは、東京オリンピック・パラリンピックをどのようにするのがよいと思いますか。（択一）」。その質問に対する回答は、「今年の夏に開催する」27％、「再び延期する」36％、「中止する」33％、「その他・答えない」4％だった。[174] 先程述べたように、東京オリンピック・パラリンピックは今年の夏に開催される予定なのだが、「今年の夏に開催する」はたった27％であり、「再び延期する」や「中止する」より、割合が低かった。

（2）国民の声

　2014年11月11日、第187回国会衆議院文部科学委員会内閣委員会連合審査会で、下村博文国務大臣（東京オリンピック・パラリンピック担当）（当時）は、東京オリンピック・パラリンピックに関して、次の発言をした。「東京オリンピック・パラリンピック大会の招致の実現は、国民の理解を得る努力を進めながら関係者が協力した招致活動が実を結んだものであるというふうに認識しております。東京大会を成功させるためには、しっかりと国民の理解と協力を得ていくことが必要不可欠であり、そのためには、御指摘のように、国民の声に真摯に耳を傾けること、これは当然のことだと思っています」（ちなみに、菅義偉首相は、この

発言がされた時、内閣官房長官だった）。

　そのように、国務大臣（東京オリンピック・パラリンピック担当）から、「東京大会を成功させるためには、しっかりと国民の理解と協力を得ていくことが必要不可欠」という発言がされていたのだが、東京オリンピック・パラリンピックは成功するのだろうか。東京オリンピック・パラリンピックを開催したが、開催したというだけで、それらは成功しなかった、と後日いわれることになるのだろうか。2つ前の段落で述べたことをふまえると、そういう懸念が生じる。また、そのように、国務大臣（東京オリンピック・パラリンピック担当）から、「国民の声に真摯に耳を傾けること、これは当然のことだと思っています」という発言がされていたのだが、菅内閣は、東京オリンピック・パラリンピックに関する国民の声に、真摯に耳を傾けているだろうか。

　ここで、東京オリンピック・パラリンピックと国民の理解・協力に関して補足しておくと、「二〇二〇年東京オリンピック・パラリンピック競技大会の成功に関する決議〔2013年10月15日 第185回国会衆議院本会議・参議院本会議〕」は、次のとおりだ。「一九六四年の東京大会以来五十六年ぶりとなる二〇二〇年東京オリンピック・パラリンピック競技大会の開催は、スポーツの振興と国際交流・国際親善、共生社会の実現、国際平和への寄与にとって極めて意義深いものであるとともに、我が国が元気な日本へ変革していく大きなチャンスとして、国民に夢と希望を与えるものとな

る。国は、二〇二〇年東京オリンピック・パラリンピック競技大会の開催が円滑になされるよう、環境の保全に留意しつつ、競技場など諸施設の整備その他の受入れ態勢に関し万全の措置を講ずることはもちろん、国民のオリンピック精神の高揚とスポーツを通じた世界への貢献、広く国民すべての一層のスポーツ振興を図るとともに、東日本大震災からの復興を着実に推進することにより、これからの新しい日本の創造と我が国未来への発展のため東京大会を成功させるよう努めなければならない。よって、政府は、総合的な対策を確立し、国民の理解と協力のもとに、その推進を図るべきである。右決議する」。

7 東京オリンピック・パラリンピック 観戦クラスター

　さて、東京オリンピック・パラリンピックが開催される場合、家・店等において、多人数で（飲食をしながら）、それらをわいわい観戦する、ということが起こる可能性がある、日本の国内でも、国外でも。

　そういう観戦を原因とするクラスターが、あらゆる国・地域で、発生しないことを願っている。東京オリンピック・パラリンピックの開催を契機として、新型コロナウイルスの感染が広がり、その結果、多くの人が死亡してしまったら、大変だ。

　なお、あとがきの大部分は、実質的なVI章になっている。

あとがき

1　日米共同記者会見と東京オリンピック・パラリンピック

　2021年4月16日、菅義偉首相は、アメリカのバイデン大統領と、首脳会談及び共同記者会見を行った。また、同日、両首脳は共同声明を発出した[175]。

　そして、2021年4月16日、日米共同記者会見で、菅義偉首相は、東京オリンピック・パラリンピックの開催について、次の発言をした。「私から、今年の夏、世界の団結の象徴として、東京オリンピック・パラリンピック競技大会の開催を実現する決意であることをお伝えしました。バイデン大統領からは、この決意に対する支持を改めて表明していただきました。我が国としては、WHOや専門家の意見を取り入れ、感染対策を万全にし、科学的・客観的な観点から安全・安心な大会を実現すべく、しっかりと準備を進めてまいります」[176]。

　菅義偉首相のその発言を聞いて、「人類が新型コロナウイルスに打ち勝った証として、東京オリンピック・パラリンピックを開催する決意は、どこにいってしまったのだろう？」とか、「復興五輪、復興オリンピック・パラリンピッ

クは、どうなってしまったのだろう？ 菅内閣下では、本当に、それらの影が薄いな……」とか、思った人がいるかもしれないが、それはさておき、以下、菅義偉首相のその発言に関して、①バイデン大統領の支持、②安全・安心な大会に分けて、述べる。

2 日米首脳共同声明と東京オリンピック・パラリンピック

①バイデン大統領の支持に関して。

先程述べたように、2021年4月16日、日米共同記者会見で、菅義偉首相は、バイデン大統領の支持に関して、次の発言をした。「私から、今年の夏、世界の団結の象徴として、東京オリンピック・パラリンピック競技大会の開催を実現する決意であることをお伝えしました。バイデン大統領からは、この決意に対する支持を改めて表明していただきました」。

その発言に関してだが、「U.S.-Japan Joint Leaders' Statement："U.S.-JAPAN GLOBAL PARTNERSHIP FOR A NEW ERA" April 16, 2021」（「日米首脳共同声明『新たな時代における日米グローバル・パートナーシップ』2021年4月16日[178]」）には、東京オリンピック・パラリンピックについて、次の内容がある。「President Biden supports Prime Minister Suga's efforts to hold a safe and secure Olympic and Paralympic Games this summer. Both leaders expressed their pride in the U.S. and Japanese athletes who have trained for these Games and will be competing in the best traditions of the Olympic spirit」[179]。その内容の仮訳は、首相官邸等によると、次のとおりだ。「バイデン大統領は、今夏、安全・安心なオリンピック・パラリンピック競技大会を開催するための菅総理の努力を支持する。両首脳は、東京大会に向けて練習に励み、オリンピック精神を最も良く受け継ぐ形で競技に参加する日米両国の選手達を誇りに思う旨表明した」[180]。

　要するに、そのStatementには、バイデン大統領の支持に関して、次のことが書かれている。「バイデン大統領は、今夏、安全・安心なオリンピック・パラリンピック競技大会を開催するための菅総理の努力を支持する（President Biden supports Prime Minister Suga's efforts to hold a safe and secure Olympic and Paralympic Games this summer）」。

　なお、そのStatementには、復興五輪、復興オリンピック・パラリンピックのことは、書かれていない。そして、一応述べておくと、別添文書「Japan-U.S. Climate Partnership on Ambition, Decarbonization, and Clean Energy」「U.S.-Japan Competitiveness and Resilience (CoRe) Partnership」にも、それらのことは書かれていない[181]。

3 安全・安心な大会

（1）リスクと自己責任

②安全・安心な大会に関して。

先程述べたように、2021年4月16日、日米共同記者会見で、菅義偉首相は、安全・安心な大会に関して、次の発言をした。「我が国としては、WHOや専門家の意見を取り入れ、感染対策を万全にし、科学的・客観的な観点から安全・安心な大会を実現すべく、しっかりと準備を進めてまいります」。

「安全・安心な大会」という言葉や、それに類する言葉は、今夏に東京オリンピック・パラリンピックを開催したい人たちによって、しばしば用いられている。世論を意識して、そういった言葉を用いているのだろうか。

ところで、Olympic Games website「安全・安心な東京2020大会 —— 東京2020プレイブック第2版を公表」には、IOCほか「アスリート・チーム役員公式プレイブック —— 大会の安全と成功のためのガイド」（第2版、2021年）が載っている。そして、そのプレイブックには、リスクと自己責任に関して、次の内容がある。「私たちは、ここに記載された対策が大会参加に伴うリスクや影響を軽減するものと信じており、これを遵守するために皆様からのご支援を期待しています。しかし、あらゆる配慮にもかかわらず、リスクや影響が完全に排除されるとは限らないため、オリンピック・パラリンピック競技大会へ自己責任で参加する

ことに同意するものとします」[182]、「感染のリスクやそれに伴う影響は完全には排除できないこと、オリンピック・パラリンピックへの参加は自己責任の上であること、を同意していただくようお願いします」[183]。

　1つ前の段落で示した内容では、東京オリンピック・パラリンピックに参加した場合のリスクに関して、説明がされている、そして、「リスクは全くありません」とはされていない。また、1つ前の段落で示した内容を見ると、オリンピック・パラリンピックへの参加に関して、「自己責任」という文言が目に付く。

　2つ前の段落で言及したOlympic Games websiteのページの題名には、「安全・安心な東京2020大会」とあるわけだが、その「安全」「安心」は、それぞれ、どのような意味で使用されているのだろうか。東京オリンピック・パラリンピックは、本当に「安全・安心な大会」になるのだろうか。2つ前の段落で示した内容からは、そういう疑問が生じる。

(2)　ボランティアと家庭内感染

　また、2021年6月2日、NHKは、東京オリンピック・パラリンピックに関して、次の報道をした。「東京オリンピック・パラリンピックの競技会場や選手村などで活動するボランティアおよそ8万人のうち、辞退者がおよそ1万人に上っていることが大会組織委員会への取材でわかりま

した。大会組織委員会は、背景にコロナ感染への懸念や大会延期による環境の変化があると見ていて、ボランティアにオリンピックとパラリンピックの活動を兼務してもらうなどの対応を取り、大会運営には問題がないとしています[184]」。

　辞退者が約1万人に上っているといっても、東京オリンピック・パラリンピックでは、多くのボランティアが活動することになりそうだ。新型コロナウイルスに関しては、家庭内感染が問題になっているわけだが、東京オリンピックあるいは東京パラリンピックでA・Bがボランティア活動をしている時に、AがBに感染させ、その後、BがBの家族C・D・Eに家庭内感染させ、D・Eが死亡する、といった「安全・安心な大会」という看板に似合わないことが起こらないよう願っている。

　ところで、2021年5月25日、NHKは、東京オリンピックに関して、次の報道をした。「人類の調和を目指すスポーツの祭典が、いつしか社会の分断を招いているという現実[185]」。

　社会の分断を招いている東京オリンピックに関わりたくないと考えるようになり、東京オリンピックのボランティアを辞退した、という人はいないのだろうか。

4　政府・首相としての最大の責務とテロ

　2020年12月4日、記者会見で、菅義偉首相は、政府と

しての最大の責務に関して、次の発言をした。「これまで
も申し上げてきていますように、国民の命と暮らしを守
る、これが政府としての最大の責務です」[186]。また、2021年
2月2日、記者会見で、菅義偉首相は、首相（総理大臣）と
しての最大の責務に関して、次の発言をした。「国民の命
と暮らしを守るというのは、これは、私は総理大臣として
の最大の責務だと思っています」[187]。この段落で示した菅義
偉首相の発言によると、国民の命と暮らしを守ることは、
政府・首相としての最大の責務だ。

　ところで、今夏に東京オリンピック・パラリンピックが
開催される場合、家・店等において、多人数で（飲食をし
ながら）、それらをわいわい観戦する、ということが起こ
る可能性がある。新型コロナウイルス感染症緊急事態宣言
の対象地域で、そういう観戦が行われる可能性もある。そ
して、今夏に東京オリンピック・パラリンピックが開催さ
れる場合、そういう観戦を原因とするクラスターが発生
し、そこから、どんどん新型コロナウイルスの感染が広が
る可能性がある。新型コロナウイルスの感染が広がれば、
多数の国民の命が失われるおそれがあるし、多数の国民の
暮らしが破壊されるおそれもある。

　そのようなおそれがあるにもかかわらず、どうして、2
つ前の段落で示した発言をしていた菅義偉首相は、今夏に
東京オリンピック・パラリンピックの開催を実現しようと
しているのだろうか。

　なお、もちろん、今夏に東京オリンピック・パラリン

ピックを開催することに伴う感染拡大リスクは、2つ前の段落で述べたようなものだけではない。それは以上で述べたことからわかるだろうが、ここでも、そのリスクについて述べておくと、例えば、今夏に東京オリンピック・パラリンピックを開催する場合、開催に伴い、海外から多くの人が日本に来るため、現在確認されていない新型コロナウイルスの変異株が、海外から日本に侵入し、それの感染が急速に広がる可能性がある。[188]

　また、オリンピック・パラリンピックは、世界的な大会だ。あるテロ組織が、オリンピック・パラリンピック開催期間中に、その開催地でテロを起こし、声明を出せば、オリンピック・パラリンピックに関する報道をするために世界中から集まっている報道関係者が、テロの被害とともに、その組織や声明について、報道するだろう。そして、実際にそういう報道がされれば、その組織が資金・人材等を獲得しやすくなる可能性がある。世界には、多くのテロ組織が存在するので、大した実績のない組織、知名度の低い組織、何をやりたいのかよくわからない組織は、資金・人材等を獲得しにくい。そういうことなので、東京オリンピック・パラリンピックが開催される場合、それらの開催期間中に日本でテロが行われる可能性があるわけだが、政府・菅義偉首相は、テロから国民の命と暮らしを守らなければならない。4つ前の段落で示した菅義偉首相の発言によると、国民の命と暮らしを守ることは、政府・首相としての最大の責務だ。

5 天皇陛下と東京オリンピック・パラリンピック

　ところで、1975年11月20日、第76回国会参議院内閣委員会で、吉國一郎内閣法制局長官（当時）は、天皇に関して、次の発言をした。「たとえば、表現の自由あるいは言論の自由についても、そこに当然、天皇に限って申し上げるならば、天皇が日本国の象徴であり日本国民統合の象徴である地位を持っておられるということ、また憲法第四条の国事に関する行為のみを行って国政に関する権能を有しないという規定の趣旨からいって、天皇の表現なり言論というものについては、当然制約があることはおっしゃるとおりでございます。また、重大な政治的な論争のポイントになっているような事項について、それが是であるか非であるかということを明らかにするような行為をされるべきではないという点もそのとおりであろうと思います」。

　吉國一郎内閣法制局長官（当時）のその発言についてだが、東京オリンピック・パラリンピックの開催に関する問題は、重大な政治的争点になっており、国論の割れている問題だ。天皇陛下が、今後、東京オリンピック・パラリンピックに関して、どのような発言をされるか、といったことに、関心を持っている人がいるだろう。

6 また行われた新型コロナウイルス感染症 緊急事態宣言

2021年4月23日、新型コロナウイルス感染症緊急事態宣言が行われた[189]。

菅義偉首相は、2021年3月18日、記者会見で、「再び緊急事態宣言を出すことがないように、こうした5つの対策をしっかりやるのが私の責務だというふうに思っています」と発言し、同年4月9日、会見で、「集中的な対策を講じることで、緊急事態宣言に至らないように、しっかり感染防止に努めていきたいと思います」と発言していたのだが[191]、新型コロナウイルス感染症対策本部長として、新型コロナウイルス感染症緊急事態宣言をまた行った。そういう事態に陥ってしまった、ということだ。同年4月23日、記者会見で、菅義偉首相は、その緊急事態宣言に関して、次の発言をした。「私自身、これまで、再び宣言に至らないように全力を尽くすと申し上げてきましたが、今回の事態に至り、再び多くの皆様方に御迷惑をおかけすることになります。心からおわびを申し上げる次第でございます」[192]。菅義偉首相は、新型コロナウイルスに関係することで、また、詫びることになった。

「新型コロナウイルス感染症緊急事態宣言に関する公示〔2021年4月23日〕」に基づいて、その緊急事態宣言に関して補足しておくと、緊急事態措置を実施すべき期間は2021年4月25日から同年5月11日までとされた、また、

緊急事態措置を実施すべき区域は東京都、京都府、大阪府、兵庫県の区域（4都府県の区域）とされた。東京都、京都府、大阪府、兵庫県の区域は、まん延防止等重点措置を実施すべき区域[193]から、緊急事態措置を実施すべき区域に切り替えられることになった（東京都、京都府、大阪府、兵庫県の区域は、まん延防止等重点措置を実施すべき区域から外れることになった[194]）。

　なお、2021年4月23日、第204回国会参議院議院運営委員会で、西村康稔国務大臣は、その緊急事態宣言に関して、次の発言をした。「これはなかなか難しいウイルスであります。徹底的な対策をやりながらも、どこで感染したかも分からない、そういう、特に今の変異株はそういう状況になってきております。これをここで抑える、東京も、まだ医療機関も極めて厳しい状況にはなっておりませんけれども、今の段階から、大阪のように、まあ大阪は今厳しい状況ですので、そうならないようにするために今の段階から緊急事態宣言を発出させていただいて抑えていく」。

　西村康稔国務大臣のその発言では、変異株に関する状況が説明されている（「徹底的な対策をやりながらも、どこで感染したかも分からない、そういう、特に今の変異株はそういう状況になってきております」）。その説明を聞いて、感染への不安が大きくなり、東京オリンピック・パラリンピックのボランティアを辞退した、という人がいるかもしれない。

7　大阪府の悲惨な状況

（1）看護師の不足、重症患者用の病床の不足

　ちなみに、2021年春、その4都府県（東京都、京都府、大阪府、兵庫県）の新型コロナウイルスに関する状況が色々報道され、例えば、大阪府については、看護師等の人材の不足や[195]、重症患者用の病床の不足等が報道された[196]。同年5月8日、時事通信は、大阪府について、次の報道をしている。「新型コロナウイルスの変異株が猛威を振るう大阪府では、病床逼迫（中略）により入院できないコロナ患者が急増し、入院率が1割まで低下した。自宅で容体が急変して死亡する人も後を絶たず、関係者からは『悪循環に陥っている』と悲痛な声が漏れる[197]」〔時事通信のその報道に関しては、新型コロナウイルス感染症対策ウェブサイト「都道府県のステージ判断のための指標（〔著者注…2021年〕5月5日時点）」や新型コロナウイルス感染症対策ウェブサイト「都道府県のステージ判断のための指標（〔著者注…2021年〕5月6日時点）」参照〕。

　新型コロナウイルスの変異株に関しては、国立感染症研究所等が警鐘を鳴らしていた。それにもかかわらず、大阪府はそういう状況に陥った。

　なお、以上で述べたように、東京都と大阪府については、2021年4月23日に、新型コロナウイルス感染症緊急事態宣言が行われた。そして、東京都についても、大阪府についても、緊急事態措置を実施すべき期間は、同年4月

25日から同年5月11日までとされた。ただ、その緊急事態宣言が行われた頃、東京都と大阪府は、新型コロナウイルスに関する状況が大きく違った。新型コロナウイルス感染症対策ウェブサイト「都道府県のステージ判断のための指標（［著者注…2021年］4月22日時点）」や、厚生労働省「最近の感染状況等について［令和3年4月23日（金）]」（2021年）を見ると、それがわかる。例えば、新型コロナウイルス感染症対策ウェブサイトのそのページによると、「新規陽性者数（最近1週間）（10万人当たり）」に関しては、（最も深刻な状況である）ステージⅣの目安値が「25以上」なのだが、東京都の値は34、大阪府の値は89だ。大阪府のその酷い値に驚いた人がいるかもしれない。ちなみに、新型コロナウイルス感染症対策ウェブサイトのそのページによると、大阪府の酷い値はそれだけではなく、例えば、ステージⅣの目安値が「30以上」、大阪府の値は174、というものがある。そんなことなので、当時、新型コロナウイルスに関して、「大阪府は酷い状況だ」と思っている人がいた。そして、もちろん、大阪府については、新型コロナウイルス感染症緊急事態宣言をもっと早く行い、緊急事態措置を実施すべき期間をもっと早く始めるべきだった、という意見がある。

　ここで、NHKウェブサイト「『新型コロナウイルス』特設サイト」に基づいて、新型コロナウイルスに関する死者数（累計）について述べておくと、2021年6月1日時点で、新型コロナウイルスに関する死者数が、47都道府県

の中で最も多いのは、大阪府だ。同日時点で、大阪府の新型コロナウイルスに関する死者数は2,336人だ。[200] なお、同日時点で、東京都の新型コロナウイルスに関する死者数は2,062人だ。[201]

（2）協力金の支払いの遅さ

　ところで、2021年4月16日、NHKは、大阪府に関して、次の報道をした。「大阪市内の飲食店に対して続けられている営業時間短縮の要請は、1月に出された緊急事態宣言から数えると3か月になります。要請に応じた店には協力金が支払われることになっていますが、いまだに届いていない店も多くあり、飲食店からは店を続けることが難しくなっているという声も出ています。（中略）協力金の支払いが遅いと指摘されていることについて大阪府は『できるだけ早く支給したいが、書類の審査に時間がかかっている』としています」。[202]

「この新型コロナウイルスは、何度も流行の波が起こるわけであります。諸外国を見ていてもそうであります。そして、起こるたびに、大きくなってくればハンマーでたたく、強い措置を講じて抑えていく、その繰り返しを行っていく、何度でもこれを行っていくことになります。今後も起こり得ると思います」、西村康稔国務大臣は、2021年4月23日、第204回国会衆議院議院運営委員会で、そう発言しているのだが、コロナ禍を乗り越えられない大阪市内

の飲食店は、最終的に、どれくらい出るのだろうか。大阪
市内の飲食店からは、同年5月、このままでは、人災で（政
治のせいで、行政のせいで）店が潰れる、という声が出てい
る。

8　緊急事態措置を実施すべき期間の延長・
　　緊急事態措置を実施すべき区域の変更

　そして、2021年4月23日に行われた新型コロナウイル
ス感染症緊急事態宣言に関しては、後日、緊急事態措置を
実施すべき期間の延長が行われたり、緊急事態措置を実
施すべき区域の変更が行われたりした[203]（新型インフルエン
ザ等対策特別措置法第32条第3項参照）。「新型コロナウイル
ス感染症緊急事態宣言に関する公示の全部を変更する公示
〔2021年5月28日〕」によると、緊急事態措置を実施すべき
区域は、北海道、東京都、愛知県、京都府、大阪府、兵庫
県、岡山県、広島県、福岡県、沖縄県の区域（10都道府県
の区域）だ、また、緊急事態措置を実施すべき期間は、東
京都・京都府・大阪府・兵庫県については2021年4月25
日から同年6月20日まで、愛知県・福岡県については同
年5月12日から同年6月20日まで、北海道・岡山県・広
島県については同年5月16日から同年6月20日まで、沖
縄県については同年5月23日から同年6月20日までだ。
　なお、新型コロナウイルス感染症対策ウェブサイト「都
道府県のステージ判断のための指標（[著者注…2021年]6

月1日時点)」によると、沖縄県は、新型コロナウイルスに関して、とても厳しい状況に陥っている。そういったことをふまえると、2021年4月23日に行われた新型コロナウイルス感染症緊急事態宣言に関しては、緊急事態措置を実施すべき期間の延長がまた行われることになりそうだ。すなわち、同年6月21日以降は新型コロナウイルス感染症緊急事態宣言下にある都道府県が全くない、ということにはならなそうだ。

9 沖縄県と東京オリンピック・パラリンピックの競技が行われた地域

ところで、1つ前の段落で、沖縄県に関して、述べた。2021年6月2日、NHKは、その沖縄県について、次の報道をした。「沖縄県では大型連休明けに急速に感染が拡大し、大型連休で県外から多くの人が訪れたことが影響したとみられています[204]」。

その報道に関してだが、東京オリンピック・パラリンピックの競技が行われた地域について、次のような報道が多数されたら、菅義偉首相はどうするのだろうか。「北海道の札幌では東京オリンピック開催後に急速に感染が拡大しています。東京オリンピックの競技が札幌で行われた時に、札幌外から多くの人が訪れたことが影響したとみられています」。

10 命と健康を守っていく

　2021年3月18日、記者会見で、菅義偉首相は、命と健康に関して、次の発言をした。「感染拡大を二度と起こしてはいけない、その決意を今回の宣言解除に当たり、改めて私自身、自らにも言い聞かせております。お一人お一人が意識を持って行動していただく中で検査を拡大し、意識を持って行動していただく中で早期にリバウンドの端緒をつかみ、ワクチンの接種により発症と重症化を抑えながら医療体制を強化していく、命と健康を守っていく、そうした対策を徹底してまいります」[205]。

　その発言に関してだが、WHO website「WHO Coronavirus (COVID-19) Dashboard」によると、2021年3月18日時点で、日本の累積死亡者数は8,717名だった、その後、日本の累積死亡者数は、同年4月27日時点で10,004名となり、10,000名を超えた、そして、同年6月1日時点で13,048名となった……。

　2021年6月中に、日本の累積死亡者数は14,000名を軽く超えてしまいそうだ。

　ちなみに、WHO website「WHO Coronavirus (COVID-19) Dashboard」によると、2021年6月1日時点で、日本の累積確認症例数は746,713例だ。

11 ワクチン開発・生産体制強化戦略

　2021年6月1日、「ワクチン開発・生産体制強化戦略」が閣議決定された。「ワクチン開発・生産体制強化戦略〔2021年6月1日閣議決定〕」では、その戦略に関して、次の説明がされている。「我が国は公衆衛生の向上とそれに伴う感染症への関心の低下を始めとし、様々な要因から、長らくワクチン開発・生産に必要な課題に十分に取り組んでこなかった。また、パンデミックによる非常時の対応が想定されていなかった。ワクチンを国内で開発・生産できる力を持つことは、国民の健康保持への寄与はもとより、外交や安全保障の観点からも極めて重要である。今回のパンデミックを契機に、我が国においてワクチン開発・生産を滞らせた全ての要因を明らかにし、解決に向けて国を挙げて取り組む必要がある。このため、このワクチン開発・生産体制強化戦略は、政府が一体となって必要な体制を再構築し、長期継続的に取り組む国家戦略を取りまとめたものである」。

　そして、「ワクチン開発・生産体制強化戦略〔2021年6月1日閣議決定〕」では、ワクチンの迅速な開発・供給を可能にする体制の構築のために必要な政策として、次の①〜⑨が挙げられている。①世界トップレベルの研究開発拠点形成、②戦略性を持った研究費のファンディング機能の強化、③治験環境の整備・拡充、④薬事承認プロセスの迅速化と基準整備、⑤ワクチン製造拠点の整備、⑥創薬ベン

チャーの育成、⑦ワクチン開発・製造産業の育成・振興、⑧国際協調の推進、⑨ワクチン開発の前提としてのモニタリング体制の拡充。

12 新型コロナウイルスと2021年の第49回衆議院議員総選挙

(1) 新型コロナウイルス対策と国民の審判

2021年、第49回衆議院議員総選挙が実施される。

その衆議院議員総選挙では、政府の新型コロナウイルス対策を考慮に入れて投票する有権者が少なくないと思われるが、その衆議院議員総選挙で、有権者はどのような審判を下すのだろうか。

(2) 新型コロナウイルスと選挙運動

ちなみに、第49回衆議院議員総選挙では、①一般に、新型コロナウイルスの感染拡大防止に努めながら、選挙運動が行われるだろう、また、②「密」を避けるために、街頭演説を現場で聞かない、という有権者がいるだろう、そして、そういったことを背景として、③票を獲得するための行為として、ネット選挙（インターネット選挙運動）の重要性が高まる、と考えられる。ここで、①に関して補足しておくと、その衆議院議員総選挙では、ある候補者がマスクを着用せずに選挙運動をしているのを動画で撮られ、し

かも、その動画をインターネット上にアップされてしま
い、多くの人がその動画を目にした結果、その候補者が非
難を浴びる、といったことがあるかもしれない。また、②
に関して補足しておくと、首相官邸ほか「ゼロ密を目指そ
う！〜一つの密でも避けましょう〜」(2021年版、2021年)
には、「密」に関して、次の内容がある。「密接しない」「密
集しない」「密閉しない」「混雑している場所や時間を避け
る！」「屋外でも密接、密集を避ける！」[207]。さて、首相官邸
ほかのそういう資料があるにもかかわらず、その衆議院議
員総選挙で、候補者が、特に与党の候補者が、「密」を作
り出していたら、人々はどう思うだろうか［なお、「密」(「3
つの密」) に関しては、「新型コロナウイルス感染症対策の基本
的対処方針〔2020年3月28日 (2021年5月28日変更) 新型コロナ
ウイルス感染症対策本部決定〕」参照。また、選挙運動と政府の
国内感染予防策に関しては、「選挙の管理執行における新型コ
ロナウイルス感染症への更なる対応について〔2020年3月4日
総務省自治行政局選挙部長〕」参照]。

(3) 新型コロナウイルスと投票率

そして、新型コロナウイルスが日本で問題になっている
状況下で初めて実施される衆議院議員総選挙が、第49回
衆議院議員総選挙だ。衆議院議員総選挙に関しては、投票
率が注目されるわけだが、その衆議院議員総選挙の投票率
は、どうなるのだろうか。新型コロナウイルスの変異株が

日本で猛威を振るう中、その衆議院議員総選挙が実施され、感染を恐れる多くの有権者が投票に行かず、その結果、その衆議院議員総選挙の投票率が、衆議院議員総選挙における過去最低の投票率になってしまう、といったことがないよう願っている[208][なお、新型コロナウイルス感染症緊急事態宣言と選挙に関しては、「選挙の管理執行における新型コロナウイルス感染症への対応について〔2021年1月8日 総務省自治行政局選挙部管理課〕」、「選挙の管理執行における新型コロナウイルス感染症への対応について（第6報）〔2020年4月8日 総務省自治行政局選挙部長〕」参照]。

　さて、現代企画室から、前著に続き、本書を出版でき、嬉しく思っている。

　また、本書の出版にあたっては、同社の小倉裕介氏にとてもお世話になっている。

　今後も、もちろん、多くの方々に、協力していただくことになる。

　そのような多くの協力に感謝しつつ、本書を終わる。

飯田泰士

注

1 首相官邸ウェブサイト「令和2年9月16日 菅内閣総理大臣記者会見」。

　　なお、本文で示した発言に関して、次のように思った人がいるかもしれない。「日本にいる外国人の命と健康についても、守り抜く、といってほしかった」。

2 日本の累積死亡者数に関して、次のように思っている人がいるだろう。「菅内閣発足時、すでに、日本では、新型コロナウイルス感染症に関して、多数の死亡者が出てしまっていた」。

　　ちなみに、2020年8月28日、記者会見で、安倍晋三首相（当時）は、新型コロナウイルスに関して、次の発言をした。「コロナウイルス対策につきましては、今年の1月から正体不明の敵と悪戦苦闘する中、少しでも感染を抑え、極力重症化を防ぎ、そして国民の命を守るため、その時々の知見の中で最善の努力を重ねてきたつもりであります。それでも、残念ながら多くの方々が新型コロナウイルスにより命を落とされました。お亡くなりになられた方々の御冥福を心よりお祈り申し上げます」［首相官邸ウェブサイト「令和2年8月28日 安倍内閣総理大臣記者会見」］。なお、WHO website「WHO Coronavirus (COVID-19) Dashboard」によると、日本の累積死亡者数は、2020年8月28日時点で1,238名だ。

3 WHO「COVID-19 Weekly Epidemiological Update (Weekly epidemiological update - 5 January 2021)」（2021）によると、2021年1月3日時点で、日本の累積確認症例数は240,954例、日本の累積死亡者数は3,548名だ［WHO「COVID-19 Weekly Epidemiological Update (Weekly epidemiological update - 5 January 2021)」（2021）14］。

4 西太平洋地域に関して補足しておくと、同地域の新型コロナウイルス感染症に関する状況は、次の①②でも、知ることができる。①WHO websiteに載っている「Coronavirus Disease 2019 (COVID-19) External Situation Report (COVID-19 situation re-

port for the Western Pacific Region)」、②WHO website「Western Pacific Coronavirus (COVID-19) outbreak Regional dashboard」。

5　WHOは、新型コロナウイルス感染症に関して、「Weekly Epidemiological Update」だけではなく、「Weekly Operational Update」を公表している［WHO website「Coronavirus disease (COVID-19) Weekly Epidemiological Update and Weekly Operational Update」参照］。

　そして、「Weekly Operational Update」にどういうことが書かれているかというと、例えば、WHO「Weekly operational update on COVID-19 - 29 March 2021」（2021）には、新型コロナワクチン（新型コロナウイルス感染症に係るワクチン）やCOVAX Facility（COVID-19 Vaccine Global Access Facility）に関することが書かれている［WHO「Weekly operational update on COVID-19 - 29 March 2021」（2021）4］。

　なお、COVAX Facilityに関しては、Gavi, the Vaccine Alliance website「COVAX」、厚生労働省ウェブサイト「新型コロナウイルス感染症ワクチンの国際的共同購入枠組み（COVAXファシリティ）に参加します」参照。

6　WHO「COVID-19 Weekly Epidemiological Update (Weekly epidemiological update-8 December 2020)」（2020）9、WHO「COVID-19 Weekly Epidemiological Update (Weekly epidemiological update - 15 December 2020)」（2020）10、WHO「COVID-19 Weekly Epidemiological Update (Weekly epidemiological update - 22 December 2020)」（2020）9、WHO「COVID-19 Weekly Epidemiological Update (Weekly epidemiological update - 29 December 2020)」（2020）6、WHO「COVID-19 Weekly Epidemiological Update (Weekly epidemiological update - 5 January 2021)」（2021）6。

　なお、WHO「COVID-19 Weekly Epidemiological Update (Weekly epidemiological update - 15 December 2020)」（2020）の「Situation by WHO Region - Western Pacific Region」には、自衛隊の医療支援チームが北海道旭川市に派遣されたことに関する

内容がある［WHO「COVID-19 Weekly Epidemiological Update (Weekly epidemiological update - 15 December 2020)」（2020）10］。

7　旅行者向けGo Toトラベル事業公式ウェブサイト「Go Toトラベル事業とは」。

　　なお、支援額上限等、Go Toトラベルの詳細に関しては、国土交通省観光庁「Go Toトラベル事業」（11月12日時点版、2020年）、国土交通省観光庁ウェブサイト「Go Toトラベル事業Q&A集（令和3年3月23日時点）」参照。

8　事業者向けGo Toトラベル事業公式ウェブサイトには、Go Toトラベルに関して、次の内容がある。「Go Toトラベル事業は、多種多様な旅行・宿泊商品の割引と、旅行先の土産物店、飲食店、観光施設、交通機関などで幅広く使用できる地域共通クーポンの発行により、感染拡大により失われた観光客の流れを地域に取り戻し、観光地全体の消費を促すことで、地域における経済の好循環を創出しようとする事業です」［事業者向けGo Toトラベル事業公式ウェブサイト「事業概要」。

　　なお、鈴木庸夫監修・山本博史著『行政手法ガイドブック ── 政策法務のツールを学ぼう』（第一法規、2008年）には、行政手法に関して、次の内容がある。「補助手法（経済的インセンティブ手法）とは、人に対して補助金などの経済的なインセンティブ（誘因）を与えて、人に一定の行動を選択させるように誘導しようとする手法である」［鈴木庸夫監修・山本博史著『行政手法ガイドブック ── 政策法務のツールを学ぼう』（第一法規、2008年）21頁］。1つ前の段落や本文で、Go Toトラベルがどういうものか述べた。それに基づくと、Go Toトラベルは、補助手法の一例として、挙げることができる。

9　国土交通省観光庁「Go Toトラベル事業」（11月12日時点版、2020年）8頁。

10　国土交通省観光庁・前掲注（9）8頁。

11　NHKウェブサイト「WEB特集 Go Toトラベル突然停止"政治決断"の舞台裏（2020年12月24日）」。

12　NHKウェブサイト「Go To トラベル きょうから開始（2020
年7月22日）」。

　なお、Go To トラベル開始前、2020年4月16日、第201回国
会衆議院議院運営委員会で、西村康稔国務大臣は、新型コロナ
ウイルスに関して、次の発言をしていた。「都市部、特に七都府
県からの人の移動によって全国に感染が拡大している状況が見
られます」。そして、その発言について補足しておくと、同年12
月23日、衆議院国土交通委員会（閉会中審査）で、和田義明内
閣府大臣政務官は、新型コロナウイルスに関して、次の発言を
している。「新型コロナウイルスは人の移動によって感染が拡大
するおそれがございまして、そういったことから、ある程度広
域的な対応が必要となってまいります」。

13　NHKウェブサイト「2020年12月政治意識月例電話調査」2頁。

14　「新型コロナウイルス感染症対策に関する声明～感染拡大防止
のために国が行うべきこと～〔2020年12月11日 日本病院会会
長相澤孝夫〕」には、新型コロナウイルス感染症対策分科会から
の意見に関して、次の内容がある。「しかるに専門組織である新
型コロナウイルス感染症対策分科会からの意見が、政府方針に
充分反映されているとはいいがたい。したがって、同分科会か
らの意見も取り入れ、以下を声明する。1. 新型コロナウイルス
感染症のこれ以上の拡大を防止するため、Go To キャンペーン
を即刻に中止とすること。なお、経済活動の重要性は充分に認
識する故、あくまでも一時的中止を求めるものであり、感染制
御がなされたしかるべき時期の再開を妨げるものではない」。

　NHKの2020年12月政治意識月例電話調査で、Go To トラベ
ルに関して、本文で述べた世論が示された背景には、その声明
のその内容もあった、と考えられる。なお、2020年11月・12月、
Go To トラベルに関する世論に影響を与えたと考えられる意見
が、医療の側から複数出されていた。本文でも、そういう意見
を示す。また、その声明のその内容には、「Go To キャンペーン
を即刻に中止とすること」とあるわけだが、その声明が出され
た後、2020年12月28日から、Go To トラベルの全国一斉一時

停止がされた。いい方をかえると、それより前は、Go Toトラベルの全国一斉一時停止はされていなかった。Go Toトラベルの全国一斉一時停止に関しては、本文で詳しく述べる。

15　国土交通省ウェブサイト「赤羽大臣会見要旨 2020年11月24日（火）10:36 ～ 11:11 国土交通省会見室」。

16　事業者向けGo Toトラベル事業公式ウェブサイト「2020.09.09 新型コロナウイルス感染者が発症した際の対応および従業員の感染防止対策について」。

17　ANNnewsCH YouTubeチャンネル「【ノーカット】東京で493人感染 医療現場の現状は日本医師会会見（2020年11月18日）」。

18　新型インフルエンザ等対策閣僚会議に関しては、「新型インフルエンザ等対策閣僚会議の開催について〔2011年9月20日閣議口頭了解、2012年8月3日一部改正、2021年2月9日一部改正〕」参照。

19　内閣官房ウェブサイト「新型インフルエンザ等対策有識者会議 新型コロナウイルス感染症対策分科会 構成員・臨時構成員名簿（令和3年1月6日現在）」1頁。

20　この発言に関しては、厚生労働省「最近の感染状況等について〔令和2年11月27日（金）〕」（2020年）6頁、厚生労働省ウェブサイト「第15回新型コロナウイルス感染症対策アドバイザリーボード（2020年11月24日）資料4」1頁参照。

　なお、感染拡大の要因に関して補足しておくと、2020年12月2日、第203回国会衆議院厚生労働委員会で、尾身茂独立行政法人地域医療機能推進機構理事長は、それに関して、次の発言をした（尾身茂独立行政法人地域医療機能推進機構理事長は、新型コロナウイルス感染症対策分科会の分科会長だ）。「私ども分科会が、なぜ人の動きを含めて短期間に集中して抑える必要があるかということを、しっかりともう一度この席で説明を。四点あると思います。一点目は、一般論として、人の動きというものが感染拡大の要因になるということは、これは感染対策上の常識であります。特に、感染のレベルが一定程度以上に上がった場合には、人々の努力だけじゃなくて強い対策をしないとな

かなか鎮静化できないというのは、これはもう感染対策上の経験上も理論上も。これが一点目です」。

21 人の移動と感染拡大に関する発言については、前掲注（12）も参照。

22 日本経済新聞朝刊2020年12月27日2頁「Go To 停止 地域経済に影」、2020年11月26日、第203回国会参議院厚生労働委員会会議録第5号17頁、脇田隆字国立感染症研究所所長発言参照。

23 国立感染症研究所ウェブサイト「新型コロナウイルス SARS-CoV-2 ゲノム情報による分子疫学調査 (2021年1月14日現在)」。

24 「新型コロナウイルス感染症対策本部の設置について〔2020年1月30日閣議決定、2020年3月17日一部改正、2020年3月26日一部改正〕」には、新型コロナウイルス感染症対策本部の設置に関して、次の内容がある。「中華人民共和国で感染が拡大している新型コロナウイルス感染症について、感染が拡大している現下の状況に鑑み、政府としての対策を総合的かつ強力に推進するため、また、新型インフルエンザ等対策特別措置法（著者注…平成24年法律第31号）（中略）第15条第1項の規定に基づき、下記により、新型コロナウイルス感染症対策本部（中略）を設置する」。

そして、「新型コロナウイルス感染症対策本部の設置について〔2020年1月30日閣議決定、2020年3月17日一部改正、2020年3月26日一部改正〕」は、新型コロナウイルス感染症対策本部の構成員として、次の①②③を挙げている。①本部長：内閣総理大臣、②副本部長：内閣官房長官、厚生労働大臣、新型インフルエンザ等対策特別措置法に関する事務を担当する国務大臣、③本部員：本部長及び副本部長以外の全ての国務大臣。なお、本部長は必要があると認めるときは、関係者の出席を求めることができる。

25 「忘年会・新年会・成人式等及び帰省についての提言〔2020年12月11日 新型コロナウイルス感染症対策分科会〕」参照。

26 首相官邸ウェブサイト「新型コロナウイルス感染症対策本部（第49回）議事概要」5-6頁、首相官邸ウェブサイト「令和2年

　12月14日 新型コロナウイルス感染症対策本部（第49回）」。

27　首相官邸ウェブサイト「令和2年12月14日 Go To トラベルの
　一時停止及び今年の漢字等についての会見」。

28　毎日新聞朝刊2020年12月15日3頁「政権批判に追い込まれ
　Go To 全国停止 場当たり的対応 限界」、日本経済新聞朝刊2020
　年12月15日3頁「支持率低下に危機感 首相、感染急増で方針
　転換」参照。

29　国土交通省ウェブサイト「赤羽大臣会見要旨 2020年12月15
　日（火）11:43 〜 12:00 国土交通省会見室」。

30　朝日新聞朝刊2020年12月21日1頁「内閣支持 急落39% Go
　To 停止『遅すぎた』79%」。

31　例えば、アパレル業界は、新型コロナウイルスの感染拡大を
　原因として、打撃を受けた［日テレ NEWS24 ウェブサイト「コ
　ロナ禍で加速 アパレル業界のDX（2021年1月2日）」、時事通
　信ウェブサイト「コロナ禍連鎖、地方店に試練 デジタル接客に
　活路 ── アパレル・百貨店（2020年12月16日）」参照］。

32　支援額上限等、Go To トラベルの詳細に関しては、前掲注（7）
　参照。

33　UNFPA「State of World Population 2020」（2020）144。
　　なお、UNFPA は、新型コロナウイルス感染症関連で、女性・
　女児に着目し、妊娠や家庭内暴力等に関して、情報を発信して
　いる［UNFPA website「COVID-19 Frequently Asked Questions」
　参照］。

34　毎日新聞朝刊2020年5月8日8頁「記者の目 福岡静哉 台北支
　局 台湾のコロナ対策に学ぶ」、テレビ東京ウェブサイト「ガイア
　の夜明け『新型コロナ 台湾の奇跡！〜日本と何が違ったのか〜』
　（2020年10月20日放送 第936回）」参照。

35　2020年4月7日、新型インフルエンザ等対策特別措置法第32
　条第1項に基づき、新型コロナウイルス感染症緊急事態宣言が行
　われた。その緊急事態宣言に関する経緯を簡単に述べておくと、
　次のとおりだ。①新型コロナウイルス感染症緊急事態宣言（2020
　年4月7日発出）、②新型コロナウイルス感染症緊急事態宣言の

区域変更（2020年4月16日発出）、③新型コロナウイルス感染
症緊急事態宣言の期間延長（2020年5月4日発出）、④新型コロ
ナウイルス感染症緊急事態宣言の区域変更（2020年5月14日
発出）、⑤新型コロナウイルス感染症緊急事態宣言の区域変更
（2020年5月21日発出）、⑥新型コロナウイルス感染症緊急事態
解除宣言（2020年5月25日発出）［新型コロナウイルス感染症
対策ウェブサイト「新型コロナウイルス感染症緊急事態宣言の
概要」、飯田泰士『新型コロナウイルス感染症（COVID-19）』（現
代企画室、2020年）93-107頁参照］。

36　NHK・前掲注（13）3頁。

37　内閣府ウェブサイト「西村内閣府特命担当大臣記者会見要旨
令和2年12月11日」。

38　ニコニコ生放送ウェブサイト「菅義偉総理が国民の質問に答
える生放送（2020年12月11日）」、時事通信ウェブサイト「菅
首相『ガースーです』と自己紹介（2020年12月11日）」。

39　朝日新聞朝刊2020年12月20日3頁「日曜に想う『民主主義
はこりごり』の声が」参照。

40　時事通信ウェブサイト「菅政権、麻生政権と似てきた？　支持
率急落、解散先送り（2020年12月21日）」。

41　首相官邸ウェブサイト「令和2年12月4日 菅内閣総理大臣記
者会見」。

42　「新型コロナウイルス感染症対策の基本的対処方針〔2020年3
月28日（2020年4月7日改正）新型コロナウイルス感染症対策
本部決定〕」参照。

43　朝日新聞朝刊2021年1月5日2頁「緊急事態 後手の末 首相一
転 都知事らに押し切られ」。

44　読売新聞朝刊2021年1月5日3頁「緊急事態宣言 首相、知事
要請受け『切り札』」。

45　首相官邸・前掲注（27）。
　なお、2020年12月21日、記者会見で、西村康稔国務大臣は、
新型コロナウイルス感染症緊急事態宣言に関して、次の発言を
した。「政府内で今、緊急事態宣言のことについて議論している

わけではありません」〔新型コロナウイルス感染症対策ウェブサイト「西村大臣及び尾身会長記者会見要旨 令和2年12月21日（月）18時25分〜19時22分」16頁〕。また、同日、同じ記者会見で、新型コロナウイルス感染症対策分科会の尾身茂分科会長は、更なる強い対策が必要とされたシナリオ3の地域に関して、次の発言をした。「飲食を中心として感染拡大していると考えられるため、会食、飲食による感染拡大リスクを徹底的に抑えることが必要だと思います。幅広い事業者などを休業させるような緊急事態宣言を出すような状況には、今のところはないと思いますが、このまま感染拡大が続くと、さらに医療が逼迫することは明らかだと思います」〔新型コロナウイルス感染症対策・同注（45）9頁〕。

46 首相官邸ウェブサイト「令和2年12月25日 新型コロナウイルス感染症に関する菅内閣総理大臣記者会見」。

47 首相官邸ウェブサイト「令和2年12月31日 新型コロナウイルスの感染状況等についての会見」。

48 立憲民主党ウェブサイト「医療崩壊阻止へ、地域を限定した緊急事態宣言の決断を求めることで一致 党新型コロナウイルス対策会議（2020年12月18日）」、立憲民主党ウェブサイト「【代表会見】政府に地域を限定した緊急事態宣言の発出を要請（2020年12月21日）」参照。

49 NHKウェブサイト「東京 埼玉 千葉 神奈川 政府に『緊急事態宣言』発出検討を要請（2021年1月2日）」。

50 首相官邸ウェブサイト「令和3年1月4日 菅内閣総理大臣記者会見」。

51 「新型コロナウイルス感染症対策の基本的対処方針〔2020年3月28日（2021年1月7日変更）新型コロナウイルス感染症対策本部決定〕」、新型コロナウイルス感染症対策ウェブサイト「新型コロナウイルス感染症緊急事態宣言（令和3年1月7日発出）」1頁。

52 中日新聞朝刊2021年1月8日2頁「後手連鎖 遅すぎた決断 地方との連携 機能せず」。

53　西日本新聞朝刊2021年1月8日3頁「『最低限』に政権固執　期間、業種 小出しに 専門家に押され対応後手」、中日新聞朝刊2021年1月5日2頁「首相 知事圧力で翻意 首都圏 緊急事態宣言へ」。

54　2020年12月31日、NHKは、新型コロナウイルスに関して、次の報道をした。「東京都は、大みそかの31日、都内で新たに10歳未満から100歳以上までの1337人が新型コロナウイルスに感染していることを確認したと発表しました。都内で1日に1000人を超えるのは初めてです。これまでで最も多かった今月26日の949人を一気に388人上回り、感染の急速な拡大に歯止めがかかっていません。また、曜日ごとに見ても過去最多を更新するのは17日連続になります」［NHKウェブサイト「東京都 新型コロナ 過去最多の1337人の感染確認 初の1000人超（2020年12月31日）」］。

　なお、その報道に関しては、東京都ウェブサイト「新型コロナウイルスに関連した患者の発生について（第1276報）別紙」1-3頁、東京都ウェブサイト「新型コロナウイルスに関連した患者の発生について（第1299報）別紙」1-2頁参照。

55　首相官邸ウェブサイト「令和3年1月1日 菅内閣総理大臣 令和3年 年頭所感」参照。

56　「新型コロナウイルス感染症対策の基本的対処方針〔2020年3月28日（2021年1月7日変更）新型コロナウイルス感染症対策本部決定〕」には、緊急事態宣言の解除に関して、次の内容がある。「（緊急事態宣言解除の考え方）国内での感染及び医療提供体制・公衆衛生体制のひっ迫の状況（特に、緊急事態措置を実施すべき区域が、分科会提言におけるステージⅢ相当の対策が必要な地域になっているか等）を踏まえて、政府対策本部長が基本的対処方針等諮問委員会の意見を十分踏まえた上で総合的に判断する」「なお、緊急事態宣言の解除後の対策の緩和については段階的に行い、必要な対策はステージⅡ相当以下に下がるまで続ける」。

57　NHKウェブサイト「東京都の新型コロナデータ 感染者数 1

日ごとの発表数」によると、東京都の感染者数（1日ごとの発表数）は、2021年1月1日793人、同年同月2日829人、同年同月3日826人、同年同月4日905人、同年同月5日1,315人、同年同月6日1,640人、同年同月7日2,520人だ。ちなみに、NHKウェブサイトのそのページには、次の注意書きがある。「東京都は2021年2月15日、新型コロナの感染確認者数について、都内の保健所から報告漏れがあったとして、838人を追加で発表しました。（追加発表の対象期間：2020年11月18日〜2021年1月31日）」。

　なお、1つ前の段落で述べたことに関しては、東京都ウェブサイト「新型コロナウイルスに関連した患者の発生について（第1302報）別紙」1-2頁、東京都ウェブサイト「新型コロナウイルスに関連した患者の発生について（第1304報）別紙」1-2頁、東京都ウェブサイト「新型コロナウイルスに関連した患者の発生について（第1305報）別紙」1-2頁、東京都ウェブサイト「新型コロナウイルスに関連した患者の発生について（第1326報）別紙」1-2頁、東京都ウェブサイト「新型コロナウイルスに関連した患者の発生について（第1335報）別紙」1-2頁、東京都ウェブサイト「新型コロナウイルスに関連した患者の発生について（第1344報）別紙」1-3頁、東京都ウェブサイト「新型コロナウイルスに関連した患者の発生について（第1368報）別紙」1-2頁、東京都ウェブサイト「新型コロナウイルス感染症患者公表数の修正について（第1638報）」、東京都ウェブサイト「新型コロナウイルス感染症患者公表数の修正について（第1638報）別紙」1-13頁参照。

58　東京都ウェブサイト「『東京都の人口（推計）』の概要（令和3年1月1日現在）別紙」1頁。

59　NHKウェブサイト「2021年1月政治意識月例電話調査」2頁。

60　NHK・前掲注（59）3頁。

61　首相官邸ウェブサイト「令和3年1月7日 新型コロナウイルス感染症に関する菅内閣総理大臣記者会見」参照。

62　aichikoho YouTubeチャンネル「2021年1月6日 臨時知事記者

会見」。なお、愛知県ウェブサイト「(1) 愛知県の新型コロナウイルス感染症の現状について (2)『〔厳重警戒〕年末年始で第3波を克服するために』県民・事業者の皆様へのお願いについて (3) 第6回愛知県新型コロナウイルス感染症対策本部医療専門部会及び第18回愛知県新型コロナウイルス感染症対策本部員会議の開催についての知事記者会見動画を配信しました」参照。

63　NHK・前掲注（59）3頁。

64　NHK・前掲注（59）1頁。

65　NHKウェブサイト「2020年9月政治意識月例電話調査」1頁。

66　菅義偉内閣官房長官（当時）は、解散は総理の専権事項である、と自分が述べていることに関して、国会で説明を行った〔2019年5月20日、第198回国会衆議院決算行政監視委員会議録第3号3頁、菅義偉内閣官房長官（当時）発言参照〕。

67　首相官邸・前掲注（50）。

68　読売新聞朝刊2021年1月5日4頁「衆院解散 首相本音ぽろり？『秋』→『秋まで』に発言訂正」、毎日新聞朝刊2021年1月5日5頁「解散は『秋』→『までに』に訂正 首相、ぽろっと本音？」。

69　例えば、読売新聞朝刊2021年1月19日4頁「与党『安全運転』徹底 首相答弁に不安 協調路線」、朝日新聞朝刊2021年1月19日4頁「首相の答弁ぶり 注目 重要な場面で『言い間違え』次々」、日本経済新聞朝刊2021年1月5日4頁「首相が発言訂正」参照。

70　読売新聞朝刊2021年1月15日4頁「重要案件 言い間違い頻発 お疲れ首相 不安の声」。

71　首相官邸ウェブサイト「新型コロナウイルス感染症対策本部（第52回）議事概要」5頁、首相官邸ウェブサイト「令和3年1月13日 新型コロナウイルス感染症対策本部（第52回）」。

72　首相官邸ウェブサイト「令和2年10月19日 日越大学における菅総理政策スピーチ」参照。

73　首相官邸・前掲注（61）。

74　2021年1月12日、政府与党連絡会議で、菅義偉首相は、外出の自粛に関して、次の発言をした。「緊急事態宣言においては、

これまでの経験に基づいて、効果のある対象を徹底的に絞って対策を講じております。専門家によれば、東京都で約6割を占める感染経路不明の大半が飲食とされておられます。飲食店での感染を抑え込むことが極めて重要であり、飲食店においては協力金を180万円まで引き上げ、20時までの営業時間短縮を徹底いたしたいと思います。さらにテレワークによる出勤者数7割減、20時以降の不要不急の外出の自粛、イベントの人数制限という、いわゆる4点セットの対策を行い、感染を抑え込んでまいりたいと思います」[首相官邸ウェブサイト「令和3年1月12日 政府与党連絡会議」]。菅義偉首相は、いわゆる4点セットの対策の1つとして、「20時以降の不要不急の外出の自粛」を挙げた。

75 中日新聞朝刊2021年1月13日2頁「届かぬ『昼も自粛を』」。

76 首相官邸ウェブサイト「令和3年1月13日 新型コロナウイルス感染症に関する菅内閣総理大臣記者会見」。

77 旅行者向けGo Toトラベル事業公式ウェブサイト「2021.01.07 緊急事態宣言に伴う全国的な旅行に係るGo Toトラベル事業の取扱いについて」、事業者向けGo Toトラベル事業公式ウェブサイト「2021.01.07 緊急事態宣言に伴う全国的な旅行に係るGo Toトラベル事業の取扱いについて」。

78 事業者向けGo Toトラベル事業公式ウェブサイト「2021.02.02 Go Toトラベル事業の一時停止措置の継続について」、事業者向けGo Toトラベル事業公式ウェブサイト「2021.03.05 Go Toトラベル事業の一時停止措置の継続について」参照。

79 NHKウェブサイト「宣言延長で『Go Toトラベル』の全国一律停止も継続へ（2021年3月6日）」。

80 首相官邸ウェブサイト「令和3年1月8日 緊急事態宣言の発出を受けての会見」。

81 毎日新聞朝刊2021年1月8日3頁「緊急事態宣言 経済配慮なお色濃く」。

82 NHKウェブサイト「2021日本経済 緊急事態宣言〜景気への影響と課題（時論公論）（2021年1月8日）」。

83 「新型コロナウイルス感染症対策の基本的対処方針〔2020年3月28日（2021年1月7日変更）新型コロナウイルス感染症対策本部決定〕」と「新型コロナウイルス感染症対策の基本的対処方針〔2020年3月28日（2021年1月13日変更）新型コロナウイルス感染症対策本部決定〕」には、飲食店に対する営業時間短縮要請に関して、次の内容がある。「特定都道府県は、法（著者注…新型インフルエンザ等対策特別措置法）第24条第9項及び法第45条第2項等に基づき、感染リスクが高いと指摘されている飲食の場を避ける観点から、飲食店に対する営業時間の短縮（20時までとする。ただし、酒類の提供は11時から19時までとする。）の要請を行うものとする。要請にあたっては、関係機関とも連携し、営業時間短縮を徹底するための対策強化を行う」。

84 2021年1月13日、記者会見で、新型コロナウイルス感染症対策分科会の尾身茂分科会長は、営業時間短縮要請・休業要請に関して、次の発言をした。「大阪についても、もちろんこれから対策を打つ上で非常に重要なのは、（著者注…2021年）2月7日になるまでモニターをしないということではなくて、適宜ですね、いろいろな評価、感染の動きを知るだけではなくて、いろいろな対策を打ちますので、それの効果があったのか、ないのかということを適宜、なるべく頻回に評価して、うまくいけば、ベスト・ケース・シナリオの場合はどんどん行くし、あるいは最悪のことも想定しなくてはいけませんので、そういう仮に最悪の場合、これが起きたということで、なりそうだとあれば、もっと強い、時短よりも休業要請ということも選択肢としては、そういう場合に選択肢としてはあり得るし、そうではないベスト・ケース・シナリオの場合は、また別のシナリオもあるということだと思います」〔首相官邸・前掲注（76）。なお、この発言に関しては、2021年1月14日、参議院内閣委員会（第203回国会閉会後）会議録第2号5頁、尾身茂独立行政法人地域医療機能推進機構理事長発言参照〕。

85 「新型コロナウイルス感染症対策の基本的対処方針〔2020年3月28日（2021年1月13日変更）新型コロナウイルス感染症対

策本部決定〕」には、本文で述べた区域変更に関して、次の内容がある。「令和3年1月13日に改めて感染状況や医療提供体制・公衆衛生体制に対する負荷の状況について分析・評価を行い、同日、法（著者注…新型インフルエンザ等対策特別措置法）第32条第3項に基づき、緊急事態措置を実施すべき区域に栃木県、岐阜県、愛知県、京都府、大阪府、兵庫県及び福岡県を加える変更を行った。これらの区域において緊急事態措置を実施すべき期間は令和3年1月14日から令和3年2月7日までの25日間である」。

86　首相官邸・前掲注（76）。

87　首相官邸・前掲注（50）。

88　NHKウェブサイト「新型コロナ 菅首相 緊急事態宣言の検討 表明 1都3県今週中にも（2021年1月4日）」参照。

89　首相官邸・前掲注（61）。

90　首相官邸・前掲注（74）。

91　NHKウェブサイト「大阪府 新型コロナ 過去最多 560人感染確認 府内計3万2012人（2021年1月6日）」。

　　なお、その報道に関しては、大阪府健康医療部保健医療室感染症対策課「新型コロナウイルス感染症患者の発生および患者の死亡について（2021年1月6日）」（2021年）2頁参照。

92　NHKウェブサイト「大阪府 コロナ 607人感染確認 2日連続最多更新 初の600人超（2021年1月7日）」、NHKウェブサイト「大阪府 新型コロナ 新たに654人感染確認（2021年1月8日）」参照。

　　なお、それらの報道に関しては、大阪府健康医療部保健医療室感染症対策課「新型コロナウイルス感染症患者の発生および患者の死亡について（2021年1月7日）」（2021年）2頁、大阪府健康医療部保健医療室感染症対策課「新型コロナウイルス感染症患者の発生および患者の死亡について（2021年1月8日）」（2021年）2頁参照。

93　首相官邸・前掲注（61）。

94　厚生労働省ウェブサイト「新型コロナウイルスに関連した肺

炎の患者の発生について（1例目）」には、新型コロナウイルス
に関して、次の内容がある。「当該患者の検体を国立感染症研究
所（村山庁舎）で検査したところ、昨日（[著者注…2020年] 1
月15日）20時45分頃に新型コロナウイルス陽性の結果が得ら
れました。新型コロナウイルスに関連した肺炎の患者の発生が
国内で確認されたのは初めてです」。

95　厚生労働省ウェブサイト「田村大臣会見概要（令和3年1月
　　15日（金）11:02 ～ 11：32 省内会見室）」。

96　「新型コロナウイルス感染症対策の基本的対処方針〔2020年3
　　月28日（2021年2月2日変更）新型コロナウイルス感染症対策
　　本部決定〕」には、本文で述べた期間延長・区域変更に関して、
　　次の内容がある。「令和3年2月2日に、感染状況や医療提供体
　　制・公衆衛生体制に対する負荷の状況について分析・評価を行
　　い、（著者注…2021年）2月8日以降については、法（著者注…
　　新型インフルエンザ等対策特別措置法）第32条第3項に基づき、
　　緊急事態措置を実施すべき区域を埼玉県、千葉県、東京都、神
　　奈川県、岐阜県、愛知県、京都府、大阪府、兵庫県及び福岡県
　　の10都府県に変更するとともに、これらの区域において緊急事
　　態措置を実施すべき期間を令和3年3月7日まで延長することと
　　した。ただし、緊急事態措置を実施する必要がなくなったと認
　　められるときは、法（著者注…新型インフルエンザ等対策特別
　　措置法）第32条第5項の規定に基づき、速やかに緊急事態を解
　　除することとする」。

97　首相官邸ウェブサイト「令和3年2月2日 新型コロナウイルス
　　感染症に関する菅内閣総理大臣記者会見」。

98　首相官邸・前掲注（97）。

99　NHKウェブサイト「【ワクチン接種】世界の状況は？　日本
　　が遅れた背景はどこに？（2021年2月18日）」。

100 テレ朝newsウェブサイト「日本のワクチン接種遅い理由 アス
　　トラ責任者に聞く（2021年3月31日）」。

101 名古屋検疫所「検疫感染症アップデート第125号」（2021年）
　　11頁。

102 BBC website「Coronavirus: The Indian factory making 6,000 syringes a minute (21 March 2021)」、The Times of India website「This Delhi entrepreneur's Covid call - 6,000 syringes a minute (24 March 2021)」参照。

103 本文で述べたことの関連で述べておくと、「予防接種法及び検疫法の一部を改正する法律の施行に伴う関係政令の整備に関する政令」と「予防接種法及び検疫法の一部を改正する法律の施行に伴う厚生労働省関係省令の整理に関する省令」も、2020年12月9日、公布、施行された（令和2年政令第346号、令和2年厚生労働省令第199号）。

104 東京都ウェブサイト「小池知事『知事の部屋』/記者会見（令和3年2月2日）」。

105 例えば、過料の額を引き下げたり、刑事罰を行政罰にしたりする修正が行われた（「新型インフルエンザ等対策特別措置法等の一部を改正する法律案に対する修正案」「新型インフルエンザ等対策特別措置法等の一部を改正する法律案に対する修正案要綱」参照）。

106「新型インフルエンザ等対策特別措置法等の一部を改正する法律案に対する附帯決議〔2021年2月1日 第204回国会衆議院内閣委員会〕」、「新型インフルエンザ等対策特別措置法等の一部を改正する法律案に対する附帯決議〔2021年2月3日 第204回国会参議院内閣委員会〕」。

107 首相官邸ウェブサイト「令和3年2月3日 新型インフルエンザ等対策特別措置法等の改正案成立等についての会見」。

108「新型コロナウイルス感染症対策の基本的対処方針〔2020年3月28日（2021年2月26日変更）新型コロナウイルス感染症対策本部決定〕」には、本文で述べた区域変更に関して、次の内容がある。「令和3年2月26日に、感染状況や医療提供体制・公衆衛生体制に対する負荷の状況について分析・評価を行い、（著者注…2021年）3月1日以降については、法（著者注…新型インフルエンザ等対策特別措置法）第32条第3項に基づき、緊急事態措置区域を埼玉県、千葉県、東京都及び神奈川県の4都県に

変更することとした。これらの都県については、引き続き、感染状況や医療提供体制・公衆衛生体制に対する負荷の状況を見極めつつ、緊急事態措置を実施すべき期間の終期である令和3年3月7日に向けて、感染防止策の更なる徹底を図っていく。また、緊急事態措置が解除された府県においては、感染の再拡大を防止するため、効果的な感染防止策を講じることとする」。

109 首相官邸ウェブサイト「新型コロナウイルス感染症対策本部（第56回）議事概要」5頁、首相官邸ウェブサイト「令和3年2月26日 新型コロナウイルス感染症対策本部（第56回）」。

110 首相官邸ウェブサイト「令和3年2月26日 緊急事態宣言の一部解除等についての会見」。

111「新型コロナウイルス感染症対策の基本的対処方針〔2020年3月28日（2021年3月5日変更）新型コロナウイルス感染症対策本部決定〕」には、本文で述べた期間延長に関して、次の内容がある。「令和3年3月5日に、感染状況や医療提供体制・公衆衛生体制に対する負荷の状況について分析・評価を行い、法（著者注…新型インフルエンザ等対策特別措置法）第32条第3項に基づき、引き続き埼玉県、千葉県、東京都及び神奈川県の4都県を緊急事態措置区域とし、これらの区域において緊急事態措置を実施すべき期間を令和3年3月21日まで延長することとした。これらの都県については、対策の更なる徹底を図るとともに、感染の再拡大を防止するための取組を進めていくこととする」。

112「新型コロナウイルス感染症対策の基本的対処方針〔2020年3月28日（2021年3月5日変更）新型コロナウイルス感染症対策本部決定〕」、新型コロナウイルス感染症対策ウェブサイト「新型コロナウイルス感染症緊急事態宣言の実施状況に関する報告（令和2年6月）」1-2頁参照。

113 首相官邸ウェブサイト「新型コロナウイルス感染症対策本部（第57回）議事概要」5頁、首相官邸ウェブサイト「令和3年3月5日 新型コロナウイルス感染症対策本部（第57回）」。

114 首相官邸ウェブサイト「令和3年3月5日 新型コロナウイルス

感染症に関する菅内閣総理大臣記者会見」。

115　2020年12月25日、記者会見で、菅義偉首相は、自らの会食に関して、次の発言をした。「先日の私の会食の件は、本来、大人数での会食を避けることを要請する立場にありながら、深く反省をいたしております。改めておわびを申し上げます」［首相官邸・前掲注（46）］。

116　首相官邸・前掲注（97）参照。

117　2021年1月29日、第204回国会衆議院会議録第5号5頁、菅義偉首相発言参照。

118　2021年2月5日、第204回国会衆議院予算委員会議録第5号5頁、菅義偉首相発言参照。

119　首相官邸ウェブサイト「令和3年3月30日 特定非営利活動法人自殺対策支援センターライフリンク視察等についての会見」、厚生労働省ウェブサイト「田村大臣会見概要（令和3年3月30日（火）9：38〜9：46 院内大臣室前）」参照。

120　首相官邸・前掲注（114）。

121　外務省ウェブサイト「国・地域 欧州」、外務省ウェブサイト「国・地域」参照。

122　外務省ウェブサイト「国・地域 アジア」、外務省ウェブサイト「国・地域」参照。

123　「Taiwan Today（略称『TT』）日本語ウェブサイトは、中華民国（台湾）政府が日本の各界に迅速かつ正確に台湾の政治・経済の情勢および重要な出来事と見方を理解してもらうために設けるルートです」とされている［Taiwan Today 日本語ウェブサイト「Taiwan Today について」］。

　そして、Taiwan Today 日本語ウェブサイト「2020年の衝撃と課題」には、SARSの経験と新型コロナウイルス対策に関して、次の内容がある。「台湾はSARSの経験（2003年）をもとにしたコロナ対策が奏功し、コロナ禍でも正常な経済・社会活動を維持できる世界でも数少ない国の一つとなっている」。

　なお、本文で述べたように、台湾は、外務省ウェブサイト「国・地域」で、「その他の地域」とされている。

124 東京都ウェブサイト「小池知事『知事の部屋』/記者会見（令和2年3月30日）参照。

125 WHO「COVID-19 Weekly Epidemiological Update (Weekly epidemiological update - 9 March 2021)」(2021) 28-29。

　なお、WHOに関して、日本・フィリピンは西太平洋地域に属している、と本文で述べた、補足しておくと、インドネシアは東南アジア地域に属している〔WHO website「Countries」〕。

126 国立感染症研究所ウェブサイト「コロナウイルスとは」。

127「新型コロナウイルス感染症対策の基本的対処方針〔2020年3月28日（2021年3月18日変更）新型コロナウイルス感染症対策本部決定〕」には、新型コロナウイルス感染症緊急事態の終了に関して、次の内容がある。「令和3年3月18日に、感染状況や医療提供体制・公衆衛生体制に対する負荷の状況について分析・評価を行い、全ての都道府県が緊急事態措置区域に該当しないこととなったため、緊急事態措置を実施すべき期間とされている3月21日をもって緊急事態措置を終了することとした。また、3月18日、政府対策本部において、『緊急事態宣言解除後の対応』（著者注…『緊急事態宣言解除後の新型コロナウイルス感染症への対応〔2021年3月18日 新型コロナウイルス感染症対策本部〕』）がとりまとめられ、社会経済活動を継続しつつ、再度の感染拡大を防止し、重症者・死亡者の発生を可能な限り抑制するための取組を進めていくこととなった」。

　なお、「緊急事態宣言解除後の新型コロナウイルス感染症への対応〔2021年3月18日 新型コロナウイルス感染症対策本部〕」では、次の①～⑤の取組を進めるとされた。①急所となる飲食に着目した感染対策、②変異株の感染を早期に探知し、封じ込めるための対策の強化、③モニタリング検査の拡大や高齢者施設の検査、保健所の体制強化など感染拡大防止策の強化、④発症・重症化リスクを低減するためのワクチン接種の着実な推進、⑤一般医療の機能を守りつつ機動的に適切なコロナ医療を提供するための医療提供体制の充実。

128 2021年3月18日、第58回新型コロナウイルス感染症対策本

部で、新型コロナウイルス感染症緊急事態宣言に関して、「解除」という言葉と「終了」という言葉の話がされている［首相官邸ウェブサイト「新型コロナウイルス感染症対策本部（第58回）議事概要」5頁参照］。

129　首相官邸・前掲注（128）7頁、首相官邸ウェブサイト「令和3年3月18日 新型コロナウイルス感染症対策本部（第58回）」。

130　厚生労働省「最近の感染状況等について［令和3年3月18日（木）］」（2021年）6頁。

131　NHKウェブサイト「東京都 新型コロナ 12人死亡 323人感染確認 7日間平均は増加（2021年3月18日）」。
　　　なお、その報道に関しては、東京都ウェブサイト「新型コロナウイルスに関連した患者の発生について（第1792報）別紙」1-2頁参照。

132　朝日新聞ウェブサイト「朝日新聞世論調査−質問と回答〈3月20、21日〉（2021年3月22日）」、朝日新聞ウェブサイト「緊急事態宣言解除『早すぎる』51% 朝日新聞世論調査（2021年3月22日）」。なお、朝日新聞朝刊2021年3月22日1頁「緊急事態宣言の全面解除『早すぎ』51%、『適切』32%」、朝日新聞朝刊2021年3月22日3頁「本社世論調査 質問と回答」参照。

133　首相官邸ウェブサイト「令和3年3月18日 新型コロナウイルス感染症に関する菅内閣総理大臣記者会見」。

134　首相官邸・前掲注（133）。

135　首相官邸・前掲注（1）。

136　国立感染症研究所「感染・伝播性の増加や抗原性の変化が懸念される新型コロナウイルス（SARS-CoV-2）の新規変異株について（第7報）（2021年3月3日14:00時点）」（2021年）1頁。

137　「新型コロナウイルス感染症対策の基本的対処方針〔2020年3月28日（2021年4月1日変更）新型コロナウイルス感染症対策本部決定〕」には、「新型コロナウイルス感染症まん延防止等重点措置に関する公示〔2021年4月1日〕」に関して、次の内容がある。「令和3年4月1日に、感染状況や医療提供体制・公衆衛生体制に対する負荷の状況について分析・評価を行い、感染の

再拡大を防止する必要性が高いこと等から、法（著者注…新型インフルエンザ等対策特別措置法）第31条の4第1項に基づき、まん延防止等重点措置を実施すべき期間を令和3年4月5日から令和3年5月5日までの31日間とし、まん延防止等重点措置を実施すべき区域（中略）を宮城県、大阪府及び兵庫県とする公示を行った」。

　なお、本文では、「新型コロナウイルス感染症まん延防止等重点措置に関する公示〔2021年4月1日〕」に基づいて、まん延防止等重点措置を実施すべき期間・まん延防止等重点措置を実施すべき区域に関して述べたが、その公示には、以下の内容もある。

　　新型コロナウイルス感染症については、

・肺炎の発生頻度が季節性インフルエンザにかかった場合に比して相当程度高いと認められること、かつ、

・特定の区域が属する都道府県において感染が拡大するおそれがあり、それに伴い医療提供体制・公衆衛生体制に支障が生ずるおそれがあることから、

　　国民の生命及び健康に著しく重大な被害を与えるおそれがあり、かつ、特定の区域において、国民生活及び国民経済に甚大な影響を及ぼすおそれがある当該区域におけるまん延を防止するため、まん延防止等重点措置を集中的に実施する必要がある事態が発生したと認められる。

138 首相官邸ウェブサイト「新型コロナウイルス感染症対策本部（第59回）議事概要」6頁、首相官邸ウェブサイト「令和3年4月1日 新型コロナウイルス感染症対策本部（第59回）」。

139 2021年4月1日、会見で、菅義偉首相は、感染急拡大に関して、次の発言をした。「宮城県、大阪府、そして兵庫県において、特定の地域において感染が急拡大している」［首相官邸ウェブサイト「令和3年4月1日 宮城県、大阪府、兵庫県へのまん延防止等重点措置実施の決定等についての会見」］。

140 内閣官房ウェブサイト「国会提出法案（第204回 通常国会）新型インフルエンザ等対策特別措置法等の一部を改正する法律

案（1）国会提出法案要綱」3頁参照。

141 首相官邸・前掲注（139）。

142 首相官邸ウェブサイト「令和2年3月24日 国際オリンピック委員会（IOC）バッハ会長との電話会談についての会見」。

143 Olympic Games website「Joint Statement from the International Olympic Committee and the Tokyo 2020 Organising Committee」、首相官邸・前掲注（142）参照。

　　なお、Olympic Games websiteには、東京オリンピック・パラリンピックに関して、新型コロナウイルス感染症に関係することが色々載っており、例えば、聖火リレーにおける新型コロナウイルス感染症対策が載っている［Olympic Games website「Torch Relay Information About COVID-19 Measures」参照］。

144 国立感染症研究所ウェブサイト「IDWR 2020年第23号〈注目すべき感染症〉新型コロナウイルス感染症（COVID-19）」、WHO website「WHO Director-General's opening remarks at the media briefing on COVID-19 - 11 March 2020」、WHO「Coronavirus disease 2019 (COVID-19) Situation Report-51」（2020）1.

145 東京都・前掲注（124）。

　　なお、東京オリンピック・パラリンピックの競技日程に関しては、Olympic Games website「Tokyo 2020 Olympic competition schedule」、Olympic Games website「Tokyo 2020 Paralympic competition schedule」参照。

146 内閣官房ウェブサイト「国会提出法案（第201回 通常国会）平成三十二年東京オリンピック競技大会・東京パラリンピック競技大会特別措置法等の一部を改正する法律案概要」1頁。

147 IOC- Tokyo 2020 Joint Steering Committee「Positioning」（2020）2. なお、Olympic Games website「Positioning, principles and roadmap to the Games following postponement」参照。

148 平成三十二年東京オリンピック競技大会・東京パラリンピック競技大会特別措置法等の一部を改正する法律案の提出理由は、次のとおりだ。「東京オリンピック競技大会・東京パラリンピック競技大会の開催を令和三年に延期することに伴い、東京オリ

ンピック競技大会・東京パラリンピック競技大会推進本部の設置期限を延長し、及び同年における国民の祝日に関する法律の特例を定めるとともに、法人住民税、法人事業税、所得税及び法人税の特例措置の適用期限を延長する等の措置を講ずる必要がある。これが、この法律案を提出する理由である」。

149 本文で、国民の祝日の移動に関して、述べた。首相官邸ウェブサイト「2021年の祝日移動について」には、その移動に関するQ&Aが載っている。そして、「なぜ祝日が移動するの？」というQに対するAは、次のとおりだ。「東京オリンピック・パラリンピック競技大会開催期間中のアスリート、観客等の円滑な輸送と、経済活動、市民生活の共存を図るためです。オリンピック開会式の7月23日前後が4連休、オリンピック閉会式の8月8日前後が3連休となることにより、東京中心部の混雑緩和が見込まれます」。

　また、海の日、スポーツの日、山の日に関しては、国民の祝日に関する法律（昭和23年法律第178号）第2条参照。

150 「更に被災地で活躍する方々との」の「の」は除去すべきだと思うが、本文で示したとおり、復興五輪ポータルサイトでは「更に被災地で活躍する方々との」となっている。

151 復興庁ウェブサイト「復興五輪ポータルサイト 復興五輪とは」。

152 衆議院ウェブサイト「衆議院議長談話（東日本大震災九周年に当たっての追悼の言葉）」。

　なお、復興五輪に関しては、「2020年東京オリンピック競技大会・東京パラリンピック競技大会の準備及び運営に関する施策の推進を図るための基本方針〔2015年11月27日 閣議決定〕」も参照。

153 東京都オリンピック・パラリンピック準備局ウェブサイト「被災地復興支援映像『2020年と、その先の未来へ』」。

154 共通理念に関しては、Olympic Games website「大会延期に伴う大会の位置づけ、原則、ロードマップを公表」参照。

155 内閣官房オリパラ事務局＝復興庁「復興オリンピック・パラ

リンピックに係る政府の取組 —— 2021年に開催される2020年東京大会開催を契機に『被災地復興』を後押しする政府の取組について」(2020年) 1頁。

156 朝日新聞ウェブサイト「官房長官しどろもどろ 式辞から『復興五輪』なぜ消えた (2021年3月11日)」。

157 テレ朝newsウェブサイト「感染拡大で追悼式中止 総理は官邸で献花・黙とう (2020年3月11日)」。

158 首相官邸ウェブサイト「令和2年3月11日 東日本大震災・総理大臣官邸献花式」。

159 首相官邸ウェブサイト「令和3年3月11日『東日本大震災十周年追悼式』における内閣総理大臣式辞」参照。

160 首相官邸ウェブサイト「内閣官房長官記者会見 令和3年3月11日 (木) 午後」。

161 例えば、安倍晋三首相 (当時) の2020年の追悼の言葉にも、菅義偉首相の2021年の追悼の言葉にも、次の文章が存在する。「震災の教訓と我が国が有する防災の知見や技術を、世界各国・各地域の防災対策に役立てていくことは、我々の責務であり、今後も防災分野における国際貢献を、一層強力に進めてまいります」「我が国は、幾度となく、国難と言えるような災害に見舞われてきましたが、その度に、勇気と希望を持って乗り越えてまいりました。今を生きる私たちも、先人たちに倣い、手を携えて、前を向いて歩んでまいります」[首相官邸・前掲注 (158)、首相官邸・前掲注 (159)]。

162 首相官邸ウェブサイト「令和2年9月26日 第75回国連総会における菅内閣総理大臣一般討論演説」、外務省ウェブサイト「第75回国連総会における菅総理大臣一般討論演説」。

163 外務省ウェブサイト「Address by Prime Minister Suga at the Seventy-Fifth Session of the United Nations General Assembly」、首相官邸・前掲注 (162)。

164 首相官邸ウェブサイト「東京オリンピック競技大会・東京パラリンピック競技大会推進本部 (第17回) 議事録」3頁、首相官邸ウェブサイト「令和2年10月23日 東京オリンピック競技

大会・東京パラリンピック競技大会推進本部」。

165 2020年10月26日、第203回国会衆議院会議録第1号（1）6頁、菅義偉首相発言、2020年10月26日、第203回国会参議院会議録第1号（その1）5頁、菅義偉首相発言、首相官邸ウェブサイト「令和2年10月26日 第二百三回国会における菅内閣総理大臣所信表明演説」。

166 内閣官房東京オリンピック・パラリンピック推進本部事務局「ホストタウン等における選手等受入れマニュアル作成の手引き（令和2年11月）」（2020年）1頁。

167 外務省ウェブサイト「G7首脳テレビ会議 令和3年2月20日」。
　本文で述べたG7首脳テレビ会議と東京オリンピック・パラリンピックに関しては、外務省ウェブサイト「G7首脳テレビ会議 令和3年2月20日 成果文書 英文（G7 Leaders' Statement 19 February 2021）」、外務省ウェブサイト「G7首脳テレビ会議 令和3年2月20日 成果文書 仮訳（G7首脳声明）」も参照。

168 WHO「COVID-19 Virtual Press conference 1 March 2021」（2021）9-10、WHO website「COVID-19 Virtual Press conference transcript - 1 March 2021」00:24:06, 00:25:30, 00:27:01参照。

169 2021年3月5日、第204回国会参議院予算委員会会議録第5号20頁、尾身茂独立行政法人地域医療機能推進機構理事長発言参照。
　なお、「新型コロナウイルス感染症対策の基本的対処方針〔2020年3月28日（2021年4月1日変更）新型コロナウイルス感染症対策本部決定〕」には、新型コロナウイルスの変異株に関して、次の内容がある。「現在、従来よりも感染しやすい可能性のある変異株やワクチンが効きにくい可能性のある変異株が世界各地で報告されている」。

170「今後想定される感染状況と対策について〔2020年8月7日 新型コロナウイルス感染症対策分科会〕」、新型コロナウイルス感染症対策ウェブサイト「都道府県のステージ判断に係る指標及び目安」参照。

171 北海道の札幌で行われる東京オリンピックのマラソン・競歩に関しては、札幌市ウェブサイト「東京2020オリンピック・パラリンピック競技大会（東京2020大会）マラソン/競歩」、北海道ウェブサイト「東京オリンピック連携局東京オリンピック連携課 東京2020オリンピック」参照。

172 NHKウェブサイト「東京五輪・パラ 海外観客を断念 コロナ禍で自由な入国保証困難（2021年3月20日）」。

173 Olympic Games website「東京2020大会における海外観客について」、Olympic Games website「Statement on Overseas Spectators for the Olympic and Paralympic Games Tokyo 2020」、Olympic Games website「IOC and IPC respect and accept Japanese decision on overseas spectators」。

174 朝日新聞ウェブサイト「朝日新聞世論調査－質問と回答〈3月20、21日〉（2021年3月22日）」、朝日新聞ウェブサイト「五輪『再延期』36%、『中止』33% 朝日世論調査（2021年3月22日）」。なお、朝日新聞朝刊2021年3月22日3頁「同性婚『認めるべきだ』65% 五輪海外客『受け入れない方がよい』85%」、朝日新聞朝刊2021年3月22日3頁「本社世論調査 質問と回答」参照。

175 外務省ウェブサイト「日米首脳会談 令和3年4月16日」、首相官邸ウェブサイト「令和3年4月16日 米国訪問」。

176 首相官邸ウェブサイト「令和3年4月16日 日米共同記者会見」。
　なお、2021年4月16日の日米共同記者会見に関しては、The White House website「Remarks by President Biden and Prime Minister Suga of Japan at Press Conference April 16, 2021」参照。

177 外務省ウェブサイト「G7首脳テレビ会議 令和3年2月20日」参照。

178 首相官邸ウェブサイト「令和3年4月16日 米国訪問 共同声明仮訳（日米首脳共同声明『新たな時代における日米グローバル・パートナーシップ』2021年4月16日）」、外務省ウェブサイト「日米首脳共同声明『新たな時代における日米グローバル・パートナーシップ』2021年4月16日」。

179 首相官邸ウェブサイト「令和3年4月16日 米国訪問 共同声明 英文（U.S.-Japan Joint Leaders' Statement：“U.S.-JAPAN GLOBAL PARTNERSHIP FOR A NEW ERA” April 16, 2021)」、外務省ウェブサイト「U.S.-Japan Joint Leaders' Statement：“U.S.-JAPAN GLOBAL PARTNERSHIP FOR A NEW ERA” April 16, 2021」、The White House website「U.S.- Japan Joint Leaders' Statement：“U.S. - JAPAN GLOBAL PARTNERSHIP FOR A NEW ERA” April 16, 2021」。

180 首相官邸・前掲注（178）、外務省・前掲注（178）。

181 外務省ウェブサイト「日米首脳共同声明 令和3年4月16日」、外務省ウェブサイト「Japan-U.S.Climate Partnership on Ambition, Decarbonization,and Clean Energy」、外務省ウェブサイト「U.S.-Japan Competitiveness and Resilience (CoRe) Partnership」参照。

182 IOCほか「アスリート・チーム役員公式プレイブック ── 大会の安全と成功のためのガイド」（第2版、2021年）12頁。

183 IOCほか・前掲注（182）57頁。

184 NHKウェブサイト「五輪・パラで相次ぐ 医師やボランティアの辞退（2021年6月2日）」。

185 NHKウェブサイト「熱狂なき“分断”の中で（2021年5月25日）」。

186 首相官邸・前掲注（41）。

187 首相官邸・前掲注（97）。

188 飯田・前掲注（35）21-22頁参照。

189「新型コロナウイルス感染症対策の基本的対処方針〔2020年3月28日（2021年4月23日変更）新型コロナウイルス感染症対策本部決定〕」には、2021年4月23日に行われた新型コロナウイルス感染症緊急事態宣言に関して、次の内容がある。「新規報告数は令和3年3月上旬以降、大都市部を中心に増加が続き、重症者数も増加が見られた。また、影響が懸念される変異株の感染者の増加がみられ、急速に従来株からの置き換わりが進みつつある。こうした状況を踏まえ、令和3年4月23日に、政府対

策本部長（著者注…新型コロナウイルス感染症対策本部長）は、法（著者注…新型インフルエンザ等対策特別措置法）第32条第1項に基づき、緊急事態宣言を行った。緊急事態措置を実施すべき期間は令和3年4月25日から令和3年5月11日までの17日間であり、緊急事態措置区域は東京都、京都府、大阪府及び兵庫県とした」。

190 首相官邸・前掲注（133）。

191 首相官邸ウェブサイト「令和3年4月9日 東京都、京都府、沖縄県へのまん延防止等重点措置実施の決定等についての会見」。

192 首相官邸ウェブサイト「令和3年4月23日 新型コロナウイルス感染症に関する菅内閣総理大臣記者会見」。

193「新型コロナウイルス感染症まん延防止等重点措置に関する公示の全部を変更する公示〔2021年4月16日〕」。

194「新型コロナウイルス感染症緊急事態宣言に関する公示〔2021年4月23日〕」、「新型コロナウイルス感染症まん延防止等重点措置に関する公示の全部を変更する公示〔2021年4月23日〕」。

195 NHKウェブサイト「病床増やしても看護師が足りない コロナ重症患者急増の大阪で（2021年4月17日）」、NHKウェブサイト「大阪 医療破綻の危機『限界を超えている』66％の病院が回答（2021年5月14日）」。

196 NHKウェブサイト「重症患者の病床不足 厳しい状況続く 関西“外出極力控えて”（2021年5月4日）」。

197 時事通信ウェブサイト「入院率1割、続く悪循環 調査滞り、搬送難航も ── コロナ変異株拡大の大阪府（2021年5月8日）」。

198 新型コロナウイルス感染症対策ウェブサイト「都道府県のステージ判断のための指標（4月22日時点）」1頁。

199 新型コロナウイルス感染症対策・前掲注（198）1頁。

200 NHKウェブサイト「大阪府の新型コロナデータ 死者数 累計」。

201 NHKウェブサイト「東京都の新型コロナデータ 死者数 累計」。

202 NHKウェブサイト「大阪 時短要請の協力金 いまだ届かず苦

境の飲食店も（2021年4月16日）」。

203「新型コロナウイルス感染症緊急事態宣言に関する公示の全部
を変更する公示〔2021年5月7日〕、「新型コロナウイルス感染
症緊急事態宣言に関する公示の全部を変更する公示〔2021年5
月14日〕」、「新型コロナウイルス感染症緊急事態宣言に関する
公示の全部を変更する公示〔2021年5月21日〕」、「新型コロナ
ウイルス感染症緊急事態宣言に関する公示の全部を変更する公
示〔2021年5月28日〕」。

204 NHKウェブサイト「厚労省専門家会合 重症者数など減も『人
出増 再拡大の可能性』」(2021年6月2日)」。

205 首相官邸・前掲注（133）。

206 厚生労働省「ワクチン産業ビジョン ── 感染症対策を支え、
社会的期待に応える産業像を目指して」(2007年) には、ワク
チンの生産・開発に関して、次の内容がある。「世界的にも新
たな病原体が出現し続けている現在、国民を感染症から防御す
ることは国家の果たすべき重要な役割であり、国民の安全・安
心という観点や、国家的な危機管理という観点からも、国内で
ワクチンを生産し、新たなワクチンを開発できる技術力を保ち
続けることは極めて重要である」[厚生労働省「ワクチン産業ビ
ジョン ── 感染症対策を支え、社会的期待に応える産業像を目
指して」(2007年) 6頁]。

207 首相官邸ほか「ゼロ密を目指そう！〜一つの密でも避けま
しょう〜」(2021年版、2021年) 1頁。

208 新型コロナウイルス感染症と投票率に関しては、埼玉県選挙
管理委員会「投票率向上に関する報告書」(2021年) 18頁、埼
玉県ウェブサイト「令和2年6月定例会 一般質問 質疑質問・答
弁全文（木村勇夫議員）コロナ後の新しい生活様式を踏まえた
選挙への対応について」参照。

参考文献一覧

●国内の文献

○書籍・論文

・飯田泰士『新型コロナウイルス感染症（COVID-19）』（現代企画室、2020年）
・岩波祐子「内閣・地方創生及び消費者問題分野における政策課題 —— デジタル改革、ストーカー規制法改正、預託法等改正ほか」立法と調査432号（2021年）
・榎本尚行「『緊急事態宣言』をめぐる経緯と課題 —— 特措法に基づく新型コロナウイルス感染症対策を中心に」立法と調査427号（2020年）
・大曽根暢彦「新型インフルエンザ等対策特別措置法の課題 —— 特措法の概要と国会論議」立法と調査427号（2020年）
・恩田裕之「新型コロナウイルス感染症と医療提供体制」レファレンス839号（2020年）
・川崎将寛「新型コロナウイルス感染症に対応した病床確保の取組」立法と調査427号（2020年）
・厚生労働省健康局結核感染症課監修『詳解 感染症の予防及び感染症の患者に対する医療に関する法律』（中央法規、4訂版、2016年）
・新型インフルエンザ等対策研究会編『逐条解説 新型インフルエンザ等対策特別措置法』（中央法規、2013年）
・鈴木庸夫監修・山本博史著『行政手法ガイドブック —— 政策法務のツールを学ぼう』（第一法規、2008年）
・WHO西太平洋地域事務局著・押谷仁監修・遠藤昌一＝笠松美恵訳『SARS —— いかに世界的流行を止められたか』（結核予防会、2007年）
・蓮沼奏太「新型コロナウイルス感染症が観光政策に示した課題」立法と調査428号（2020年）

○行政機関等の資料

・IOCほか「アスリート・チーム役員公式プレイブック ── 大会の安全と成功のためのガイド」(第2版、2021年)
・愛知県ウェブサイト「(1) 愛知県の新型コロナウイルス感染症の現状について (2)『〔厳重警戒〕年末年始で第3波を克服するために』県民・事業者の皆様へのお願いについて (3) 第6回愛知県新型コロナウイルス感染症対策本部医療専門部会及び第18回愛知県新型コロナウイルス感染症対策本部員会議の開催についての知事記者会見動画を配信しました」
・aichikoho YouTubeチャンネル「2021年1月6日 臨時知事記者会見」
・「医療緊急事態宣言〔2020年12月21日 日本医師会、日本歯科医師会、日本薬剤師会、日本看護協会、日本病院会、全日本病院協会、日本医療法人協会、日本精神科病院協会、東京都医師会〕」
・大阪府健康医療部保健医療室感染症対策課「新型コロナウイルス感染症患者の発生および患者の死亡について (2021年1月6日)」(2021年)
・大阪府健康医療部保健医療室感染症対策課「新型コロナウイルス感染症患者の発生および患者の死亡について (2021年1月7日)」(2021年)
・大阪府健康医療部保健医療室感染症対策課「新型コロナウイルス感染症患者の発生および患者の死亡について (2021年1月8日)」(2021年)
・Olympic Games website「安全・安心な東京2020大会 ── 東京2020プレイブック第2版を公表」
・Olympic Games website「大会延期に伴う大会の位置づけ、原則、ロードマップを公表」
・Olympic Games website「東京2020大会における海外観客について」
・Olympic Games website「東京2020パラリンピックの大会延期に伴う大会の位置づけ、原則、ロードマップを公表」
・外務省ウェブサイト「Address by Prime Minister Suga at the Seventy-Fifth Session of the United Nations General Assembly」

- 外務省ウェブサイト「国・地域」
- 外務省ウェブサイト「国・地域 アジア」
- 外務省ウェブサイト「国・地域 欧州」
- 外務省ウェブサイト「G7/G8 サミットに関する基礎的なQ&A」
- 外務省ウェブサイト「G7首脳テレビ会議 令和3年2月20日」
- 外務省ウェブサイト「G7首脳テレビ会議 令和3年2月20日 成果文書 英文（G7 Leaders' Statement 19 February 2021）」
- 外務省ウェブサイト「G7首脳テレビ会議 令和3年2月20日 成果文書 仮訳（G7首脳声明）」
- 外務省ウェブサイト「Japan-U.S.Climate Partnership on Ambition, Decarbonization,and Clean Energy」
- 外務省ウェブサイト「世界保健機関（WHO）西太平洋地域事務局長候補の推薦」
- 外務省ウェブサイト「第75回国連総会における菅総理大臣一般討論演説」
- 外務省ウェブサイト「トンガに対する感染症対策及び保健・医療体制整備のための支援（無償資金協力）に関する交換公文の署名」
- 外務省ウェブサイト「日米首脳会談 令和3年4月16日」
- 外務省ウェブサイト「日米首脳共同声明『新たな時代における日米グローバル・パートナーシップ』2021年4月16日」
- 外務省ウェブサイト「日米首脳共同声明 令和3年4月16日」
- 外務省ウェブサイト「U.S.-Japan Competitiveness and Resilience（CoRe）Partnership」
- 外務省ウェブサイト「U.S.-Japan Joint Leaders' Statement："U.S.-JAPAN GLOBAL PARTNERSHIP FOR A NEW ERA" April 16, 2021」
- 「感染症の予防及び感染症の患者に対する医療に関する法律等の改正について（新型インフルエンザ等対策特別措置法等の一部を改正する法律関係）〔2021年2月3日 厚生労働省健康局長〕」
- 「緊急事態宣言解除後の新型コロナウイルス感染症への対応〔2021年3月18日 新型コロナウイルス感染症対策本部〕」

・「緊急事態宣言解除後の地域におけるリバウンド防止策についての提言〔2021年2月25日 新型コロナウイルス感染症対策分科会〕」

・「経済財政運営と改革の基本方針2019について〔2019年6月21日 閣議決定〕」

・「経済財政運営と改革の基本方針2019について〔2019年6月21日 閣議決定〕」の別紙「経済財政運営と改革の基本方針2019 〜『令和』新時代：『Society 5.0』への挑戦〜」

・「経済財政運営と改革の基本方針2020について〔2020年7月17日 閣議決定〕」

・「経済財政運営と改革の基本方針2020について〔2020年7月17日 閣議決定〕」の別紙「経済財政運営と改革の基本方針2020 〜危機の克服、そして新しい未来へ〜」

・公安調査庁「内外情勢の回顧と展望 令和3年（2021年）1月」（2020年）

・公安調査庁ウェブサイト「国際テロリズム要覧2020」

・厚生労働省「最近の感染状況等について［令和2年11月27日（金）]」（2020年）

・厚生労働省「最近の感染状況等について［令和3年3月18日（木）]」（2021年）

・厚生労働省「最近の感染状況等について［令和3年4月23日（金）]」（2021年）

・厚生労働省「ワクチン産業ビジョン ── 感染症対策を支え、社会的期待に応える産業像を目指して」（2007年）

・厚生労働省ウェブサイト「新型コロナウイルス感染症に係る予防接種の実施に関する手引き（2.1版）」

・厚生労働省ウェブサイト「新型コロナウイルス感染症の現在の状況と厚生労働省の対応について（令和2年6月6日版）」

・厚生労働省ウェブサイト「新型コロナウイルス感染症の現在の状況と厚生労働省の対応について（令和2年12月19日版)」

・厚生労働省ウェブサイト「新型コロナウイルス感染症の現在の状況と厚生労働省の対応について（令和3年1月3日版)」

・厚生労働省ウェブサイト「新型コロナウイルス感染症の現在の状況と厚生労働省の対応について（令和3年3月3日版）」
・厚生労働省ウェブサイト「新型コロナウイルス感染症の現在の状況と厚生労働省の対応について（令和3年3月4日版）」
・厚生労働省ウェブサイト「新型コロナウイルス感染症の現在の状況と厚生労働省の対応について（令和3年3月5日版）」
・厚生労働省ウェブサイト「新型コロナウイルス感染症ワクチンの国際的共同購入枠組み（COVAXファシリティ）に参加します」
・厚生労働省ウェブサイト「新型コロナウイルス接触確認アプリ（COCOA）COVID-19 Contact-Confirming Application」
・厚生労働省ウェブサイト「新型コロナウイルスに関連した肺炎の患者の発生について（1例目）」
・厚生労働省ウェブサイト「新型コロナワクチンの接種実績」
・厚生労働省ウェブサイト「第15回新型コロナウイルス感染症対策アドバイザリーボード（2020年11月24日）資料4」
・厚生労働省ウェブサイト「田村大臣会見概要（令和3年1月15日（金）11:02〜11:32 省内会見室）」
・厚生労働省ウェブサイト「田村大臣会見概要（令和3年3月30日（火）9:38〜9:46 院内大臣室前）」
・厚生労働省ウェブサイト「日本とWHO」
・国土交通省ウェブサイト「赤羽大臣会見要旨 2020年11月24日（火）10:36〜11:11 国土交通省会見室」
・国土交通省ウェブサイト「赤羽大臣会見要旨 2020年12月15日（火）11:43〜12:00 国土交通省会見室」
・国土交通省観光庁「Go To トラベル事業」（11月12日時点版、2020年）
・国土交通省観光庁ウェブサイト「Go To トラベル事業関連情報」
・国土交通省観光庁ウェブサイト「Go To トラベル事業Q&A集（令和3年3月23日時点）」
・国立感染症研究所「感染性の増加が懸念されるSARS-CoV-2新規変異株について（第4報）（2021年1月2日15:00時点）」（2021年）

・国立感染症研究所「感染・伝播性の増加や抗原性の変化が懸念される新型コロナウイルス（SARS-CoV-2）の新規変異株について（第5報）（2021年1月25日18:00時点）」（2021年）
・国立感染症研究所「感染・伝播性の増加や抗原性の変化が懸念される新型コロナウイルス（SARS-CoV-2）の新規変異株について（第6報）（2021年2月12日18:00時点）」（2021年）
・国立感染症研究所「感染・伝播性の増加や抗原性の変化が懸念される新型コロナウイルス（SARS-CoV-2）の新規変異株について（第7報）（2021年3月3日14:00時点）」（2021年）
・国立感染症研究所ウェブサイト「IASR 中東呼吸器症候群（MERS）,2015年11月現在」
・国立感染症研究所ウェブサイト「IDWR 2020年第23号＜注目すべき感染症＞新型コロナウイルス感染症（COVID-19）」
・国立感染症研究所ウェブサイト「コロナウイルスとは」
・国立感染症研究所ウェブサイト「SARS（重症急性呼吸器症候群）とは（IDWR 2005年第6号）」
・国立感染症研究所ウェブサイト「新型コロナウイルスSARS-CoV-2のゲノム分子疫学調査」
・国立感染症研究所ウェブサイト「新型コロナウイルスSARS-CoV-2のゲノム分子疫学調査2（2020/7/16現在）」
・国立感染症研究所ウェブサイト「新型コロナウイルスSARS-CoV-2のゲノム分子疫学調査（2020年10月26日現在）」
・国立感染症研究所ウェブサイト「新型コロナウイルスSARS-CoV-2ゲノム情報による分子疫学調査（2021年1月14日現在）」
・国立感染症研究所ウェブサイト「ブラジルからの帰国者から検出された新型コロナウイルスの新規変異株について」
・国立感染症研究所感染症情報センターウェブサイト「新型インフルエンザA（H1N1）ウイルス感染－世界の状況：更新情報2009年5月6日」
・「今後想定される感染状況と対策について〔2020年8月7日 新型コロナウイルス感染症対策分科会〕」
・「今後の感染の状況を踏まえた対応についての分科会から政府へ

の提言〔2020年12月11日 新型コロナウイルス感染症対策分科
会〕」
・埼玉県ウェブサイト「令和2年6月定例会 一般質問 質疑質問・
答弁全文（木村勇夫議員）コロナ後の新しい生活様式を踏まえ
た選挙への対応について」
・埼玉県選挙管理委員会「投票率向上に関する報告書」（2021年）
・札幌市ウェブサイト「東京2020オリンピック・パラリンピック
競技大会（東京2020大会）マラソン/競歩」
・参議院インターネット審議中継ウェブサイト「開会日：2021年1
月27日 会議名：予算委員会」
・事業者向けGo Toトラベル事業公式ウェブサイト「事業概要」
・事業者向けGo Toトラベル事業公式ウェブサイト「2020.09.09
新型コロナウイルス感染者が発症した際の対応および従業員の
感染防止対策について」
・事業者向けGo Toトラベル事業公式ウェブサイト「2021.01.07
緊急事態宣言に伴う全国的な旅行に係るGo Toトラベル事業の
取扱いについて」
・事業者向けGo Toトラベル事業公式ウェブサイト「2021.02.02
Go Toトラベル事業の一時停止措置の継続について」
・事業者向けGo Toトラベル事業公式ウェブサイト「2021.03.05
Go Toトラベル事業の一時停止措置の継続について」
・衆議院ウェブサイト「衆議院議長談話（東日本大震災九周年に当
たっての追悼の言葉）」
・首相官邸ウェブサイト「新型コロナウイルス感染症対策本部（第
49回）議事概要」
・首相官邸ウェブサイト「新型コロナウイルス感染症対策本部（第
52回）議事概要」
・首相官邸ウェブサイト「新型コロナウイルス感染症対策本部（第
56回）議事概要」
・首相官邸ウェブサイト「新型コロナウイルス感染症対策本部（第
57回）議事概要」
・首相官邸ウェブサイト「新型コロナウイルス感染症対策本部（第

58回）議事概要」
- 首相官邸ウェブサイト「新型コロナウイルス感染症対策本部（第59回）議事概要」
- 首相官邸ウェブサイト「東京オリンピック競技大会・東京パラリンピック競技大会推進本部（第17回）議事録」
- 首相官邸ウェブサイト「内閣官房長官記者会見 令和3年3月11日（木）午後」
- 首相官邸ウェブサイト「2021年の祝日移動について」
- 首相官邸ウェブサイト「令和2年3月11日 東日本大震災・総理大臣官邸献花式」
- 首相官邸ウェブサイト「令和2年3月24日 国際オリンピック委員会（IOC）バッハ会長との電話会談についての会見」
- 首相官邸ウェブサイト「令和2年3月24日 トーマス・バッハ国際オリンピック委員会（IOC）会長との電話会談」
- 首相官邸ウェブサイト「令和2年8月28日 安倍内閣総理大臣記者会見」
- 首相官邸ウェブサイト「令和2年9月16日 安倍内閣総辞職」
- 首相官邸ウェブサイト「令和2年9月16日 菅内閣総理大臣記者会見」
- 首相官邸ウェブサイト「令和2年9月16日 菅内閣の発足」
- 首相官邸ウェブサイト「令和2年9月16日 内閣総辞職に当たっての内閣総理大臣談話」
- 首相官邸ウェブサイト「令和2年9月26日 第75回国連総会における菅内閣総理大臣一般討論演説」
- 首相官邸ウェブサイト「令和2年10月19日 日越大学における菅総理政策スピーチ」
- 首相官邸ウェブサイト「令和2年10月23日 東京オリンピック競技大会・東京パラリンピック競技大会推進本部」
- 首相官邸ウェブサイト「令和2年10月26日 第二百三回国会における菅内閣総理大臣所信表明演説」
- 首相官邸ウェブサイト「令和2年12月4日 菅内閣総理大臣記者会見」

・首相官邸ウェブサイト「令和2年12月14日 Go To トラベルの一時停止及び今年の漢字等についての会見」
・首相官邸ウェブサイト「令和2年12月14日 新型コロナウイルス感染症対策本部（第49回）」
・首相官邸ウェブサイト「令和2年12月25日 新型コロナウイルス感染症に関する菅内閣総理大臣記者会見」
・首相官邸ウェブサイト「令和2年12月31日 新型コロナウイルスの感染状況等についての会見」
・首相官邸ウェブサイト「令和3年1月1日 菅内閣総理大臣 令和3年 年頭所感」
・首相官邸ウェブサイト「令和3年1月4日 菅内閣総理大臣記者会見」
・首相官邸ウェブサイト「令和3年1月7日 新型コロナウイルス感染症に関する菅内閣総理大臣記者会見」
・首相官邸ウェブサイト「令和3年1月8日 緊急事態宣言の発出を受けての会見」
・首相官邸ウェブサイト「令和3年1月12日 政府与党連絡会議」
・首相官邸ウェブサイト「令和3年1月13日 新型コロナウイルス感染症対策本部（第52回）」
・首相官邸ウェブサイト「令和3年1月13日 新型コロナウイルス感染症に関する菅内閣総理大臣記者会見」
・首相官邸ウェブサイト「令和3年2月2日 新型コロナウイルス感染症に関する菅内閣総理大臣記者会見」
・首相官邸ウェブサイト「令和3年2月3日 新型インフルエンザ等対策特別措置法等の改正案成立等についての会見」
・首相官邸ウェブサイト「令和3年2月26日 緊急事態宣言の一部解除等についての会見」
・首相官邸ウェブサイト「令和3年2月26日 新型コロナウイルス感染症対策本部（第56回）」
・首相官邸ウェブサイト「令和3年3月5日 新型コロナウイルス感染症対策本部（第57回）」
・首相官邸ウェブサイト「令和3年3月5日 新型コロナウイルス感

染症に関する菅内閣総理大臣記者会見」
・首相官邸ウェブサイト「令和3年3月11日『東日本大震災十周年追悼式』における内閣総理大臣式辞」
・首相官邸ウェブサイト「令和3年3月18日 新型コロナウイルス感染症対策本部（第58回）」
・首相官邸ウェブサイト「令和3年3月18日 新型コロナウイルス感染症に関する菅内閣総理大臣記者会見」
・首相官邸ウェブサイト「令和3年3月30日 特定非営利活動法人自殺対策支援センターライフリンク視察等についての会見」
・首相官邸ウェブサイト「令和3年4月1日 新型コロナウイルス感染症対策本部（第59回)」
・首相官邸ウェブサイト「令和3年4月1日 宮城県、大阪府、兵庫県へのまん延防止等重点措置実施の決定等についての会見」
・首相官邸ウェブサイト「令和3年4月9日 東京都、京都府、沖縄県へのまん延防止等重点措置実施の決定等についての会見」
・首相官邸ウェブサイト「令和3年4月16日 日米共同記者会見」
・首相官邸ウェブサイト「令和3年4月16日 米国訪問」
・首相官邸ウェブサイト「令和3年4月16日 米国訪問 共同声明 英文（U.S.-Japan Joint Leaders' Statement："U.S.-JAPAN GLOBAL PARTNERSHIP FOR A NEW ERA" April 16, 2021)」
・首相官邸ウェブサイト「令和3年4月16日 米国訪問 共同声明 仮訳（日米首脳共同声明『新たな時代における日米グローバル・パートナーシップ』2021年4月16日)」
・首相官邸ウェブサイト「令和3年4月23日 新型コロナウイルス感染症に関する菅内閣総理大臣記者会見」
・首相官邸ほか「ゼロ密を目指そう！〜一つの密でも避けましょう〜」(2021年版、2021年)
・「新型インフルエンザ等対策閣僚会議の開催について〔2011年9月20日閣議口頭了解、2012年8月3日一部改正、2021年2月9日一部改正)」
・「『新型インフルエンザ等対策特別措置法等の一部を改正する法律』及び『新型インフルエンザ等対策特別措置法等の一部を改

正する法律の施行に伴う関係政令の整備に関する政令』の公布について（新型インフルエンザ等対策特別措置法関係）〔2021年2月12日 内閣官房新型コロナウイルス感染症対策推進室長〕」
・「新型インフルエンザ等対策有識者会議の開催について〔2012年8月3日新型インフルエンザ等対策閣僚会議決定、2020年3月26日一部改正、2020年7月3日一部改正〕」
・新型コロナウイルス感染症対策ウェブサイト「新型コロナウイルス感染症緊急事態宣言の概要」
・新型コロナウイルス感染症対策ウェブサイト「新型コロナウイルス感染症緊急事態宣言（令和3年1月7日発出）」
・新型コロナウイルス感染症対策ウェブサイト「新型コロナウイルス感染症緊急事態宣言の区域変更（令和3年1月13日発出）」
・新型コロナウイルス感染症対策ウェブサイト「新型コロナウイルス感染症緊急事態宣言の期間延長及び区域変更（令和3年2月2日発出）」
・新型コロナウイルス感染症対策ウェブサイト「新型コロナウイルス感染症緊急事態宣言の区域変更（令和3年2月26日発出）」
・新型コロナウイルス感染症対策ウェブサイト「新型コロナウイルス感染症緊急事態宣言の期間延長（令和3年3月5日発出）」
・新型コロナウイルス感染症対策ウェブサイト「新型コロナウイルス感染症緊急事態の終了（令和3年3月18日発出）」
・新型コロナウイルス感染症対策ウェブサイト「新型コロナウイルス感染症緊急事態宣言の実施状況に関する報告（令和2年6月）」
・新型コロナウイルス感染症対策ウェブサイト「都道府県のステージ判断に係る指標及び目安」
・新型コロナウイルス感染症対策ウェブサイト「都道府県のステージ判断のための指標（4月22日時点）」
・新型コロナウイルス感染症対策ウェブサイト「都道府県のステージ判断のための指標（5月5日時点）」
・新型コロナウイルス感染症対策ウェブサイト「都道府県のステージ判断のための指標（5月6日時点）」
・新型コロナウイルス感染症対策ウェブサイト「都道府県のステー

　ジ判断のための指標（6月1日時点)」
・新型コロナウイルス感染症対策ウェブサイト「西村大臣及び尾身
　会長記者会見要旨 令和2年12月21日（月）18時25分〜19時
　22分」
・「新型コロナウイルス感染症対策に関する声明〜感染拡大防止の
　ために国が行うべきこと〜〔2020年12月11日 日本病院会会長
　相澤孝夫〕」
・「新型コロナウイルス感染症対策の基本的対処方針〔2020年3月
　28日（2020年4月7日改正）新型コロナウイルス感染症対策本
　部決定〕」
・「新型コロナウイルス感染症対策の基本的対処方針〔2020年3月
　28日（2021年1月7日変更）新型コロナウイルス感染症対策本
　部決定〕」
・「新型コロナウイルス感染症対策の基本的対処方針〔2020年3月
　28日（2021年1月13日変更）新型コロナウイルス感染症対策本
　部決定〕」
・「新型コロナウイルス感染症対策の基本的対処方針〔2020年3月
　28日（2021年2月2日変更）新型コロナウイルス感染症対策本
　部決定〕」
・「新型コロナウイルス感染症対策の基本的対処方針〔2020年3月
　28日（2021年2月12日変更）新型コロナウイルス感染症対策本
　部決定〕」
・「新型コロナウイルス感染症対策の基本的対処方針〔2020年3月
　28日（2021年2月26日変更）新型コロナウイルス感染症対策本
　部決定〕」
・「新型コロナウイルス感染症対策の基本的対処方針〔2020年3月
　28日（2021年3月5日変更）新型コロナウイルス感染症対策本
　部決定〕」
・「新型コロナウイルス感染症対策の基本的対処方針〔2020年3月
　28日（2021年3月18日変更）新型コロナウイルス感染症対策本
　部決定〕」
・「新型コロナウイルス感染症対策の基本的対処方針〔2020年3月

28日（2021年4月1日変更）新型コロナウイルス感染症対策本部決定」
・「新型コロナウイルス感染症対策の基本的対処方針〔2020年3月28日（2021年4月23日変更）新型コロナウイルス感染症対策本部決定」
・「新型コロナウイルス感染症対策の基本的対処方針〔2020年3月28日（2021年5月28日変更）新型コロナウイルス感染症対策本部決定」
・「新型コロナウイルス感染症対策本部の設置について〔2020年1月30日閣議決定、2020年3月17日一部改正、2020年3月26日一部改正〕」
・「選挙の管理執行における新型コロナウイルス感染症への更なる対応について〔2020年3月4日 総務省自治行政局選挙部長〕」
・「選挙の管理執行における新型コロナウイルス感染症への対応について〔2021年1月8日 総務省自治行政局選挙部管理課〕」
・「選挙の管理執行における新型コロナウイルス感染症への対応について（第6報）〔2020年4月8日 総務省自治行政局選挙部長〕」
・Taiwan Today 日本語ウェブサイト「Taiwan Todayについて」
・Taiwan Today 日本語ウェブサイト「2020年の衝撃と課題」
・東京医科歯科大学「プレス通知資料『英国SARS-CoV-2系統株の新たな市中感染事例を確認』── 市中流行株の変遷に影響をおよぼす可能性」（2021年）
・東京都ウェブサイト「小池知事『知事の部屋』/記者会見（令和2年3月30日）」
・東京都ウェブサイト「小池知事『知事の部屋』/記者会見（令和3年2月2日）」
・東京都ウェブサイト「新型コロナウイルス感染症患者公表数の修正について（第1638報）」
・東京都ウェブサイト「新型コロナウイルス感染症患者公表数の修正について（第1638報）別紙」
・東京都ウェブサイト「新型コロナウイルスに関連した患者の発生について（第1276報）別紙」

・東京都ウェブサイト「新型コロナウイルスに関連した患者の発生について（第1299報）別紙」
・東京都ウェブサイト「新型コロナウイルスに関連した患者の発生について（第1302報）別紙」
・東京都ウェブサイト「新型コロナウイルスに関連した患者の発生について（第1304報）別紙」
・東京都ウェブサイト「新型コロナウイルスに関連した患者の発生について（第1305報）別紙」
・東京都ウェブサイト「新型コロナウイルスに関連した患者の発生について（第1326報）別紙」
・東京都ウェブサイト「新型コロナウイルスに関連した患者の発生について（第1335報）別紙」
・東京都ウェブサイト「新型コロナウイルスに関連した患者の発生について（第1344報）別紙」
・東京都ウェブサイト「新型コロナウイルスに関連した患者の発生について（第1368報）別紙」
・東京都ウェブサイト「新型コロナウイルスに関連した患者の発生について（第1792報）別紙」
・東京都ウェブサイト「『東京都の人口（推計）』の概要（令和3年1月1日現在）別紙」
・東京都オリンピック・パラリンピック準備局ウェブサイト「被災地復興支援映像『2020年と、その先の未来へ』」
・内閣官房＝厚生労働省「新型コロナウイルス感染症に係るワクチンの接種について」（2021年）
・内閣官房ウェブサイト「国会提出法案（第201回 通常国会）平成三十二年東京オリンピック競技大会・東京パラリンピック競技大会特別措置法等の一部を改正する法律案概要」
・内閣官房ウェブサイト「国会提出法案（第204回 通常国会）新型インフルエンザ等対策特別措置法等の一部を改正する法律案（1）国会提出法案要綱」
・内閣官房ウェブサイト「新型インフルエンザ等対策有識者会議 新型コロナウイルス感染症対策分科会 構成員・臨時構成員名簿

（令和3年1月6日現在）」
- 内閣官房オリパラ事務局＝復興庁「復興オリンピック・パラリンピックに係る政府の取組 —— 2021年に開催される2020年東京大会開催を契機に『被災地復興』を後押しする政府の取組について」（2020年）
- 内閣官房健康・医療戦略室「新型コロナウイルス感染症に関する国内外の研究開発動向について」（2021年）
- 内閣官房東京オリンピック・パラリンピック推進本部事務局「ホストタウン等における選手等受入れマニュアル作成の手引き（令和2年11月）」（2020年）
- 内閣府ウェブサイト「『国民の祝日』について」
- 内閣府ウェブサイト「西村内閣府特命担当大臣記者会見要旨 令和2年12月11日」
- 名古屋検疫所「検疫感染症アップデート第125号」（2021年）
- 「2020年東京オリンピック競技大会・東京パラリンピック競技大会の準備及び運営に関する施策の推進を図るための基本方針〔2015年11月27日 閣議決定〕」
- 復興庁ウェブサイト「復興五輪ポータルサイト 復興五輪とは」
- 「忘年会・新年会・成人式等及び帰省についての提言〔2020年12月11日 新型コロナウイルス感染症対策分科会〕」
- 北海道ウェブサイト「東京オリンピック連携局東京オリンピック連携課 東京2020オリンピック」
- 山形県衛生研究所ウェブサイト「季節性コロナウイルス感染症は冬に流行する」
- 立憲民主党ウェブサイト「医療崩壊阻止へ、地域を限定した緊急事態宣言の決断を求めることで一致 党新型コロナウイルス対策会議（2020年12月18日）」
- 立憲民主党ウェブサイト「【代表会見】政府に地域を限定した緊急事態宣言の発出を要請（2020年12月21日）」
- 旅行者向けGo Toトラベル事業公式ウェブサイト「Go Toトラベル事業とは」
- 旅行者向けGo Toトラベル事業公式ウェブサイト「2021.01.07

　緊急事態宣言に伴う全国的な旅行に係る Go To トラベル事業の取扱いについて」
・旅行者向け Go To トラベル事業公式ウェブサイト「2021.02.02 Go To トラベル事業の一時停止措置の継続について」
・旅行者向け Go To トラベル事業公式ウェブサイト「2021.03.05 Go To トラベル事業の一時停止措置の継続について」
・「ワクチン開発・生産体制強化戦略〔2021年6月1日閣議決定〕」
・「私たちの考え－分科会から政府への提言－〔2020年11月20日 新型コロナウイルス感染症対策分科会〕」

○国会における発言（国会における発言を引用する場合は、国会 会議録から引用した）
・1975年11月20日、第76回国会参議院内閣委員会会議録第4号 15頁、吉國一郎内閣法制局長官（当時）発言
・2000年2月2日、第147回国会参議院会議録第4号8頁、小渕恵三首相（当時）発言
・2014年9月29日、第187回国会参議院会議録第1号（その1）3頁、安倍晋三首相（当時）発言
・2014年11月11日、第187回国会衆議院文部科学委員会内閣委員会連合審査会議録第1号10頁、下村博文国務大臣（当時）発言
・2017年6月8日、第193回国会参議院厚生労働委員会会議録第23号9頁、福田祐典厚生労働大臣官房技術・国際保健総括審議官（当時）発言
・2019年5月20日、第198回国会衆議院決算行政監視委員会会議録第3号3頁、菅義偉内閣官房長官（当時）発言
・2020年3月9日、第201回国会参議院予算委員会会議録第9号4頁、安倍晋三首相（当時）発言
・2020年3月18日、第201回国会参議院国土交通委員会会議録第4号6頁、赤羽一嘉国土交通大臣発言
・2020年4月16日、第201回国会衆議院議院運営委員会会議録第22号1頁、西村康稔国務大臣発言
・2020年6月4日、第201回国会参議院財政金融委員会会議録第

15号2頁、麻生太郎国務大臣発言
・2020年6月15日、第201回国会参議院決算委員会会議録第7号28頁、茂木敏充外務大臣発言
・2020年6月16日、第201回国会参議院厚生労働委員会会議録第19号19頁、吉永和生厚生労働省大臣官房審議官（当時）発言
・2020年10月26日、第203回国会参議院会議録第1号（その1）5頁、菅義偉首相発言
・2020年10月26日、第203回国会衆議院会議録第1号（1）6頁、菅義偉首相発言
・2020年11月25日、第203回国会衆議院予算委員会会議録第4号9頁、菅義偉首相発言
・2020年11月25日、第203回国会衆議院予算委員会会議録第4号12頁、菅義偉首相発言
・2020年11月25日、第203回国会衆議院予算委員会会議録第4号19頁、菅義偉首相発言
・2020年11月26日、第203回国会参議院厚生労働委員会会議録第5号17頁、脇田隆字国立感染症研究所所長発言
・2020年11月27日、第203回国会衆議院厚生労働委員会会議録第7号37頁、脇田隆字国立感染症研究所所長発言
・2020年12月2日、第203回国会衆議院厚生労働委員会会議録第8号16頁、尾身茂独立行政法人地域医療機能推進機構理事長発言
・2020年12月9日、第203回国会衆議院厚生労働委員会会議録第10号（閉会中審査）14頁、岩井茂樹国土交通副大臣発言
・2020年12月23日、第203回国会衆議院国土交通委員会会議録第6号（閉会中審査）10頁、枝野幸男衆議院議員発言
・2020年12月23日、第203回国会衆議院国土交通委員会会議録第6号（閉会中審査）12頁、和田義明内閣府大臣政務官発言
・2021年1月7日、第203回国会衆議院議院運営委員会会議録第12号（閉会中審査）2頁、西村康稔国務大臣発言
・2021年1月14日、参議院内閣委員会（第203回国会閉会後）会議録第2号5頁、尾身茂独立行政法人地域医療機能推進機構理事長発言

・2021年1月25日、第204回国会衆議院予算委員会議録第2号41頁、菅義偉首相発言
・2021年1月27日、第204回国会参議院予算委員会会議録第1号13頁、石橋通宏参議院議員発言
・2021年1月27日、第204回国会参議院予算委員会会議録第1号13頁、菅義偉首相発言
・2021年1月27日、第204回国会参議院予算委員会会議録第1号13頁、橋本聖子国務大臣（当時）発言
・2021年1月27日、第204回国会参議院予算委員会会議録第1号13頁、山本順三委員長発言
・2021年1月27日、第204回国会参議院予算委員会会議録第1号14頁、石橋通宏参議院議員発言
・2021年1月27日、第204回国会参議院予算委員会会議録第1号14頁、橋本聖子国務大臣（当時）発言
・2021年1月28日、第204回国会参議院予算委員会会議録第2号35頁、菅義偉首相発言
・2021年1月29日、第204回国会衆議院会議録第5号5頁、菅義偉首相発言
・2021年2月5日、第204回国会衆議院予算委員会議録第5号5頁、菅義偉首相発言
・2021年3月5日、第204回国会参議院予算委員会会議録第5号20頁、尾身茂独立行政法人地域医療機能推進機構理事長発言
・2021年4月23日、第204回国会参議院議院運営委員会会議録第23号9頁、西村康稔国務大臣発言
・2021年4月23日、第204回国会衆議院議院運営委員会会議録第31号2頁、西村康稔国務大臣発言

〇質問主意書・答弁書
・山井和則衆議院議員「Go Toトラベル事業と新型コロナウイルス感染拡大の因果関係等に関する質問主意書（2020年12月1日）」
・菅義偉首相「衆議院議員山井和則君提出Go Toトラベル事業と新型コロナウイルス感染拡大の因果関係等に関する質問に対する

答弁書（2020年12月11日）」

○報道
・朝日新聞ウェブサイト「朝日新聞世論調査－質問と回答＜3月20、21日＞（2021年3月22日）」
・朝日新聞ウェブサイト「官房長官しどろもどろ 式辞から『復興五輪』なぜ消えた（2021年3月11日）」
・朝日新聞ウェブサイト「緊急事態宣言解除『早すぎる』51% 朝日新聞世論調査（2021年3月22日）」
・朝日新聞ウェブサイト「五輪『再延期』36%、『中止』33% 朝日世論調査（2021年3月22日）」
・朝日新聞朝刊2020年12月20日3頁「日曜に想う『民主主義はこりごり』の声が」
・朝日新聞朝刊2020年12月21日1頁「内閣支持 急落39% Go To 停止『遅すぎた』79%」
・朝日新聞朝刊2021年1月5日2頁「緊急事態 後手の末 首相一転 都知事らに押し切られ」
・朝日新聞朝刊2021年1月19日4頁「首相の答弁ぶり 注目 重要な場面で『言い間違え』次々」
・朝日新聞朝刊2021年3月22日1頁「緊急事態宣言の全面解除『早すぎ』51%、『適切』32%」
・朝日新聞朝刊2021年3月22日3頁「同性婚『認めるべきだ』65% 五輪海外客『受け入れない方がよい』85%」
・朝日新聞朝刊2021年3月22日3頁「本社世論調査 質問と回答」
・ANNnewsCH YouTubeチャンネル「【ノーカット】東京で493人感染 医療現場の現状は日本医師会会見（2020年11月18日）」
・NHKウェブサイト「WEB特集 Go Toトラベル突然停止“政治決断”の舞台裏（2020年12月24日）」
・NHKウェブサイト「大阪『医療現場が追い詰められている』受け入れ困難 次々拡大（2021年4月30日）」
・NHKウェブサイト「大阪 医療破綻の危機『限界を超えている』66%の病院が回答（2021年5月14日）」

・NHKウェブサイト「大阪 時短要請の協力金 いまだ届かず苦境の飲食店も（2021年4月16日）」
・NHKウェブサイト「大阪府 コロナ 607人感染確認 2日連続最多更新 初の600人超（2021年1月7日）」
・NHKウェブサイト「大阪府 新型コロナ 新たに654人感染確認（2021年1月8日）」
・NHKウェブサイト「大阪府 新型コロナ 過去最多 560人感染確認 府内計3万2012人（2021年1月6日）」
・NHKウェブサイト「大阪府の新型コロナデータ 感染者数 1日ごとの発表数」
・NHKウェブサイト「大阪府の新型コロナデータ 死者数 累計」
・NHKウェブサイト「『現時点では遠慮して』GoToに地方から懸念の声（2020年7月15日）」
・NHKウェブサイト「厚労省職員23人が送別会 一部は深夜までマスク外して会話も（2021年3月30日）」
・NHKウェブサイト「厚労省専門家会合 重症者数など減も『人出増 再拡大の可能性』（2021年6月2日）」
・NHKウェブサイト「"Go To"全国一斉スタート『手放しで喜べない』山形県知事（2020年7月14日）」
・NHKウェブサイト「Go To『近場観光に活用 のぞましい』奈良市長（2020年7月14日）」
・NHKウェブサイト「Go Toトラベル きょうから開始（2020年7月22日）」
・NHKウェブサイト「Go Toトラベル きょうから全国一斉に運用停止 来月11日まで（2020年12月28日）」
・NHKウェブサイト「五輪・パラで相次ぐ 医師やボランティアの辞退（2021年6月2日）」
・NHKウェブサイト「"コロナショック"史上初の1年延期決定までの経緯（2020年4月20日）」
・NHKウェブサイト「重症患者の病床不足 厳しい状況続く 関西 "外出極力控えて"（2021年5月4日）」
・NHKウェブサイト「『新型コロナウイルス』特設サイト」

・NHKウェブサイト「新型コロナ 感染急拡大地域も 各地の1週間平均の増減は（2021年3月26日）」
・NHKウェブサイト「新型コロナ 菅首相 緊急事態宣言の検討表明 1都3県今週中にも（2021年1月4日）」
・NHKウェブサイト「宣言延長で『Go Toトラベル』の全国一律停止も継続へ（2021年3月6日）」
・NHKウェブサイト「都医師会会長 Go Toトラベル中断 医療サイドから呼びかけたい（2020年11月20日）」
・NHKウェブサイト「東京五輪・パラ 海外観客を断念 コロナ禍で自由な入国保証困難（2021年3月20日）」
・NHKウェブサイト「東京 埼玉 千葉 神奈川 政府に『緊急事態宣言』発出検討を要請（2021年1月2日）」
・NHKウェブサイト「東京都 新型コロナ 過去最多の1337人の感染確認 初の1000人超（2020年12月31日）」
・NHKウェブサイト「東京都 新型コロナ 12人死亡 323人感染確認 7日間平均は増加（2021年3月18日）」
・NHKウェブサイト「東京都の新型コロナデータ 感染者数 1日ごとの発表数」
・NHKウェブサイト「東京都の新型コロナデータ 死者数 累計」
・NHKウェブサイト「2020年9月政治意識月例電話調査」
・NHKウェブサイト「2020年10月政治意識月例電話調査」
・NHKウェブサイト「2020年11月政治意識月例電話調査」
・NHKウェブサイト「2020年12月政治意識月例電話調査」
・NHKウェブサイト「2021年1月政治意識月例電話調査」
・NHKウェブサイト「2021年2月政治意識月例電話調査」
・NHKウェブサイト「2021年3月政治意識月例電話調査」
・NHKウェブサイト「2021日本経済 緊急事態宣言～景気への影響と課題（時論公論）（2021年1月8日）」
・NHKウェブサイト「熱狂なき“分断”の中で（2021年5月25日）」
・NHKウェブサイト「病床増やしても看護師が足りない コロナ重症患者急増の大阪で（2021年4月17日）」
・NHKウェブサイト「【ワクチン接種】世界の状況は？ 日本が遅

れた背景はどこに？（2021年2月18日）」
- 時事通信ウェブサイト「コロナ禍連鎖、地方店に試練 デジタル接客に活路 ── アパレル・百貨店（2020年12月16日）」
- 時事通信ウェブサイト「コロナ感染拡大地域の移動自粛を 東京に『危機感』── 日医会長（2020年11月18日）」
- 時事通信ウェブサイト「首相答弁、目立つ誤読 予算委控え自民は楽観－国会（2020年10月31日）」
- 時事通信ウェブサイト「菅首相『ガースーです』と自己紹介（2020年12月11日）」
- 時事通信ウェブサイト「菅政権、麻生政権と似てきた？ 支持率急落、解散先送り（2020年12月21日）」
- 時事通信ウェブサイト「田村厚労相、職員の深夜宴会で謝罪 時短要請中、関係者近く処分（2021年3月30日）」
- 時事通信ウェブサイト「入院率1割、続く悪循環 調査滞り、搬送難航も ── コロナ変異株拡大の大阪府（2021年5月8日）」
- 中日新聞朝刊2021年1月5日2頁「首相 知事圧力で翻意 首都圏緊急事態宣言へ」
- 中日新聞朝刊2021年1月8日2頁「後手連鎖 遅すぎた決断 地方との連携 機能せず」
- 中日新聞朝刊2021年1月13日2頁「届かぬ『昼も自粛を』」
- TBS NEWS YouTubeチャンネル「コロナ禍の年の瀬　追い詰められる人々【報道特集】（2021年1月10日）」
- テレ朝newsウェブサイト「感染拡大で追悼式中止 総理は官邸で献花・黙とう（2020年3月11日）」
- テレ朝newsウェブサイト「日本のワクチン接種遅い理由 アストラ責任者に聞く（2021年3月31日）」
- テレビ東京ウェブサイト「ガイアの夜明け『新型コロナ 台湾の奇跡！〜日本と何が違ったのか〜』（2020年10月20日放送 第936回）」
- 東京新聞朝刊2020年11月30日3頁「政府『Go To トラベル 感染200人超』実態把握困難でも『継続』」
- ニコニコ生放送ウェブサイト「菅義偉総理が国民の質問に答える

生放送（2020年12月11日）」
- 西日本新聞朝刊2021年1月8日3頁「『最低限』に政権固執 期間、業種 小出しに 専門家に押され対応後手」
- 日経ビジュアルデータウェブサイト「チャートで見るコロナワクチン 世界の接種状況は」
- 日テレNEWS24ウェブサイト「コロナ禍で加速 アパレル業界のDX（2021年1月2日）」
- 日本経済新聞朝刊2020年12月15日3頁「支持率低下に危機感 首相、感染急増で方針転換」
- 日本経済新聞朝刊2020年12月27日2頁「Go To停止 地域経済に影」
- 日本経済新聞朝刊2021年1月5日4頁「首相が発言訂正」
- 毎日新聞朝刊2020年5月8日8頁「記者の目 福岡静哉 台北支局 台湾のコロナ対策に学ぶ」
- 毎日新聞朝刊2020年12月15日3頁「政権批判に追い込まれ Go To全国停止 場当たり的対応 限界」
- 毎日新聞朝刊2020年12月17日5頁「首相、コロナで失態続き『5人以上会食』『ガースーです』」
- 毎日新聞朝刊2020年12月18日23頁「首相 会食はしご5回『勝負の3週間』説得力なし」
- 毎日新聞朝刊2021年1月5日5頁「解散は『秋』→『までに』に訂正 首相、ぽろっと本音？」
- 毎日新聞朝刊2021年1月8日2頁「解除基準に異論続出」
- 毎日新聞朝刊2021年1月8日3頁「緊急事態宣言 経済配慮なお色濃く」
- 読売新聞朝刊2021年1月5日3頁「緊急事態宣言 首相、知事要請受け『切り札』」
- 読売新聞朝刊2021年1月5日4頁「衆院解散 首相本音ぽろり？『秋』→『秋まで』に発言訂正」
- 読売新聞朝刊2021年1月15日4頁「重要案件 言い間違い頻発 お疲れ首相 不安の声」
- 読売新聞朝刊2021年1月19日4頁「与党『安全運転』徹底 首相

答弁に不安 協調路線」

●海外の文献

・Al Jazeera website「Japan's Suga tells UN Tokyo is 'determined' to host Olympics (26 September 2020)」

・BBC website「Coronavirus : The Indian factory making 6,000 syringes a minute (21 March 2021)」

・BBC website「Covid map : Coronavirus cases, deaths, vaccinations by country」

・BBC website「Ten countries kept out Covid. But did they win ? (24 August 2020)」

・BBC website「Tokyo 2020 : No international fans at Olympics and Paralympics (20 March 2021)」

・CDC website「About COVID-19 Source of the Virus」

・CDC website「Common Human Coronaviruses」

・CDC website「Human Coronavirus Types」

・CDC website「SARS-CoV-2 Variant Classifications and Definitions」

・CDC website「Science Brief : Emerging SARS-CoV-2 Variants」

・Census and Statistics Department The Government of the Hong Kong Special Administrative Region website「Population」

・Economist Intelligence Unit website「More than 85 poor countries will not have widespread access to coronavirus vaccines before 2023 (27 January 2021)」

・Gavi, the Vaccine Alliance website「COVAX」

・Government of Macao Special Administrative Region Statistics and Census Service website「Time Series Database Population (end-period)」

・Hin Chu, Che-Man Chan, et al. Middle East respiratory syndrome coronavirus and bat coronavirus HKU9 both can utilize GRP78 for attachment onto host cells. J. Biol. Chem. 2018; 293 (30)

・ICTV website「Naming the 2019 Coronavirus」

- IOC- Tokyo 2020 Joint Steering Committee 「Positioning」 (2020)
- National Statistics, Republic of China (Taiwan) website 「Latest indicators Total Population (end of year, persons)」
- Nature website 「'A bloody mess': Confusion reigns over naming of new COVID variants」
- NBC News website 「WHO: 'Premature,' 'unrealistic' to say Covid will end soon (2 March 2021)」
- Nisreen M.A. Okba, Marcel A. Müller, et al. Severe Acute Respiratory Syndrome Coronavirus 2–Specific Antibody Responses in Coronavirus Disease Patients. Emerging Infectious Diseases. 2020; 26 (7)
- Olympic Games website 「IOC and IPC respect and accept Japanese decision on overseas spectators」
- Olympic Games website 「IOC, IPC, Tokyo 2020 Organising Committee and Tokyo Metropolitan Government announce new dates for the Olympic and Paralympic Games Tokyo 2020」
- Olympic Games website 「Joint Statement from the International Olympic Committee and the Tokyo 2020 Organising Committee」
- Olympic Games website 「Positioning, principles and roadmap to the Games following postponement」
- Olympic Games website 「Statement on Overseas Spectators for the Olympic and Paralympic Games Tokyo 2020」
- Olympic Games website 「Tokyo 2020 announces Paralympic Games positioning, principles and roadmap following postponement」
- Olympic Games website 「Tokyo 2020 Olympic competition schedule」
- Olympic Games website 「Tokyo 2020 Paralympic competition schedule」
- Olympic Games website 「Torch Relay Information About COVID-19 Measures」
- Our World in Data website 「Coronavirus (COVID-19) Vaccina-

tions」
- Our World in Data website 「Coronavirus Pandemic (COVID-19)」
- PANGO lineages website 「Global Report Investigating Novel Coronavirus Haplotypes」
- PANGO lineages website 「Table 1 Lineage descriptions」
- Reuters website 「China, India's COVID-19 vaccinations to stretch to late 2022：study (27 January 2021)」
- Reuters website 「Japan PM tells U.N. Tokyo is determined to host Olympics next year (26 September 2020)」
- Sky Sports website 「Olympics will proceed in 2021 'as proof of pandemic's defeat', says Japan's PM (26 September 2020)」
- Sun Young Cho, Ji-Man Kang, et al. MERS-CoV outbreak following a single patient exposure in an emergency room in South Korea: an epidemiological outbreak study. Lancet. 2016; 388 (10048)
- The Economic Times website 「'Premature,' 'unrealistic' to think that pandemic might be stopped by end of the year：WHO (2 March 2021)」
- The New York Times website 「Spectators From Overseas Are Barred From Tokyo Olympics (20 March 2021)」
- The Times of India website 「This Delhi entrepreneur's Covid call - 6,000 syringes a minute (24 March 2021)」
- The White House website 「Fact Sheet：U.S.-Japan Competitiveness and Resilience (CoRe) Partnership April 16, 2021」
- The White House website 「Remarks by President Biden and Prime Minister Suga of Japan at Press Conference April 16, 2021」
- The White House website 「U.S.- Japan Joint Leaders' Statement："U.S. - JAPAN GLOBAL PARTNERSHIP FOR A NEW ERA" April 16, 2021」
- UNFPA 「State of World Population 2020」 (2020)
- UNFPA website 「COVID-19 Frequently Asked Questions」
- WHO 「Coronavirus disease (COVID-19) (Weekly epidemiological update - 21 September 2020)」 (2020)

- WHO 「Coronavirus disease 2019 (COVID-19) Situation Report-51」(2020)
- WHO「COVID-19 Virtual Press conference 1 March 2021」(2021)
- WHO 「COVID-19 Weekly Epidemiological Update (Weekly epidemiological update-8 December 2020)」(2020)
- WHO 「COVID-19 Weekly Epidemiological Update (Weekly epidemiological update - 15 December 2020)」(2020)
- WHO 「COVID-19 Weekly Epidemiological Update (Weekly epidemiological update - 22 December 2020)」(2020)
- WHO 「COVID-19 Weekly Epidemiological Update (Weekly epidemiological update - 29 December 2020)」(2020)
- WHO 「COVID-19 Weekly Epidemiological Update (Weekly epidemiological update - 5 January 2021)」(2021)
- WHO 「COVID-19 Weekly Epidemiological Update (Weekly epidemiological update - 9 March 2021)」(2021)
- WHO 「Novel Coronavirus (2019-nCoV) Situation Report-10」(2020)
- WHO 「Novel Coronavirus (2019-nCoV) Situation Report-22」(2020)
- WHO 「Weekly operational update on COVID-19 - 29 March 2021」(2021)
- WHO website 「Coronavirus disease (COVID-19) Weekly Epidemiological Update and Weekly Operational Update」
- WHO website 「Countries」
- WHO website 「COVID-19 Virtual Press conference transcript - 1 March 2021」
- WHO website 「Naming the coronavirus disease (COVID-19) and the virus that causes it」
- WHO website 「Western Pacific Coronavirus (COVID-19) outbreak」
- WHO website 「Western Pacific Coronavirus (COVID-19) outbreak Regional dashboard」

・WHO website「WHO Coronavirus (COVID-19) Dashboard」
・WHO website「WHO Director-General's opening remarks at the media briefing on COVID-19 - 11 March 2020」
・WHO website「WHO Western Pacific situation reports by date」
・WHO website「World Health Organization Western Pacific Region Coronavirus Disease 2019 (COVID-19) External Situation Report #36」
・WHO website「World Health Organization Western Pacific Region Coronavirus Disease 2019 (COVID-19) External Situation Report #44」
・WHO website「172 countries and multiple candidate vaccines engaged in COVID-19 vaccine Global Access Facility」

［著者紹介］

飯田　泰士（いいだ　たいし）

東京大学大学院法学政治学研究科修了。

東京大学大学院医学系研究科生命・医療倫理人材養成ユニット修了。

主な著書（単著）。

『新型コロナウイルス感染症（COVID-19）』（現代企画室、2020 年）

『元号「令和」』（五月書房新社、2019 年）

『民法 成年年齢の 20 歳から 18 歳への引下げ』（五月書房新社、2019 年）

『詳説 天皇の退位』（昭和堂、2018 年）

『18 歳選挙権で政治はどう変わるか』（昭和堂、2016 年）

『地方選挙ハンドブック』（えにし書房、2015 年）

『原発国民投票をしよう！』（えにし書房、2015 年）

『集団的自衛権』（彩流社、2014 年）

『改憲論議の矛盾』（花伝社、2014 年）

『憲法 96 条改正を考える』（弁護士会館ブックセンター出版部 LABO、2013 年）

『ネット選挙のすべて』（明石書店、2013 年）

『成年被後見人の選挙権・被選挙権の制限と権利擁護』（明石書店、2012 年）

続・新型コロナウイルス感染症（COVID-19）
菅内閣と緊急事態宣言

発行	2021 年 9 月 15 日　初版第 1 刷　2000 部
定価	1200 円＋税
著者	飯田泰士
装丁	加藤賢策（LABOLATORIES）
発行者	北川フラム
発行所	現代企画室 〒 150-0031　東京都渋谷区猿楽町 29-18-A8 Tel. 03-3461-5082　Fax. 03-3461-5083 http://www.jca.apc.org/gendai/
印刷・製本	中央精版印刷株式会社

ISBN978-4-7738-2107-9 C0036 Y1200E